ひざのねじれをとれば、

ひざ痛は治る

1日5分から始める

超簡単ひざトレーニング

土屋元明

「動きのこだわりテーション」代表

理学療法士

方丈社

もくじ

Chapter

2

自分で見立てる「ねじれ」プラスα

Chapter

3

さっそうと歩けるひざをとり戻すひざトレ

Chapter

4

ひざを守る日々の暮らし方

はじめに

●ひざ痛は自力で解消できる

私は神奈川県・鎌倉市で「動きのこだわりテーション」という施術院を開いている理学療法士です。自身の施術院などで患者さんのケアにあたる毎日で、「ひざが痛い」という症状は中高年の人に共通の悩みのひとつだと実感しています。

ひざが痛いと歩くのがつらく、日常生活で体を動かすのが苦になってしまいます。「痛いのはストレスだし、ひざが痛むことを思うと楽しみだった趣味の外出も、何もする気にもならない」などという人も少なくはないので、この悩みは決して軽く考えられないことだと思っています。

読者のみなさんも人によっては病院に行き、「変形性膝関節症のはじまりですね」などと診断され、経過を見ている場合もあると思いますが、「悪化させないためには運動して太ももの筋肉をつけましょう」といわれても、実際のところ「痛くてできない」「挫折した」という人が少なくないのではないでしょうか。

「ひざが痛いから散歩にも行かなくなったのに、運動しろといわれてもなぁ」。

困ってしまうのは当然です。

一方で痛みがあっても病院には行かず、ひざをかばいながら痛みに耐えている人もおられるでしょう。

いずれにせよ、いまの痛みがなくなったら日常の動作がラクになり、散歩や趣味を再開して、もっと生活が楽しめるはずです。

そこで本書ではその悩み〈痛み〉の解消をめざすセルフケア法をご紹介します。暮らしの中で、すき間時間にできることです。

なるべく動かさないようにして、痛みに耐えていても、痛みは消えません。

とくに医師から運動を勧められている時期の慢性的な痛みは運動で改善することが多いのです。

まだ病院に行くほどではないと様子を見ていられる段階ならなおのこと！　目下の痛みをやわらげ、ウォーキングなど運動がラクにできるようにして、運動&セルフケアでさらに痛みをとっていきましょう。

●ひざ軟骨はすり減らない

ところで、みなさんはなぜ「ひざ痛」が起こると思いますか？

このように尋ねると「ひざの軟骨がすり減ってしまったから」と答える人が圧倒的に多いと思いますが、それは誤解です。

50年、60年も重力に逆らい、立って生活をしていれば「骨がこすれあい、すり減る＝痛い」というのはイメージしやすいかもしれませんが、実際には軟骨は「溶ける」ので、「すり減る」わけではありません。

そして軟骨が溶けてなくなってしまうと軟骨下骨の痛みを感じる神経が表出するため、動かすと悲鳴をあげるような激痛が走るのですが、それは変形性膝関節症の末期の症状で、手術が必要な段階です。

では軟骨がまだ溶けきっていないとき、つまり、レントゲンで関節の変形が認められるものの、保存的療法（湿布・鎮痛薬を利用し、温熱・電気といったケアをするなど）で経過を見ていきましょうという段階で、痛みはどこが発しているのでしょうか？

軟骨自体には痛みを感じる神経は存在しないので、加齢によるいくらかの変形が認められる段階に軟骨自体が痛むはずはないのです。しかし「変形性膝関節症のはじまり」

と診断される頃、すでに痛くて歩きづらい人がいます。そして関節の変形があってもまったく痛くない人もいます。その違いはなぜ起こるのでしょうか？

結論からいえば、変形性膝関節症の初期も含め、慢性的な痛みは別のところが発していることが多いのです。別のところといっても軟骨の周辺にある部位なので、てっきり軟骨が痛みを発していると勘違いされやすい。それが誤解のモトです。

そしてその痛みを起こしている原因の多くが「ねじれ」になります。

「ねじれ」は関節の変形を悪化させる要因のひとつで、さらに関節の変形が「ねじれ」を増悪させることにもつながります。詳しくは本文で紹介しましょう。

●ひざ痛の誤解をリセット

そもそもレントゲンには「痛み」は写らないので、痛みの原因が誤解され、「変形性膝関節症」の初期と進行期、末期の「痛み」が混同されてきました。

しかし、自分のひざの痛みにちょっと向きあってみれば多くのケースで痛みが改善する可能性があります。

加齢によってひざ関節の周囲にある組織はすべて変形していくといえますが、変形だけが痛みの原因ではないことが多いのです。残念ながらこのことは一般にはまだあまり知られていません。医療者の中にも誤解や混同があります。

「変形」だけに気をとられ、同じ生活を続け、さらに年齢を重ねれば、痛みや症状は悪化の一途をたどる危険がありますが、ひざ痛に気づいた時点で、自分の痛みの本当の原因を探し、すこしのケアをすると、痛みがとれて、気持ちも体もラクになります。

歩いても痛くない！　すると意欲が出て、運動や筋トレに対してのモチベーションが高まるでしょう。痛みさえなければ、どこへだって行ける。なんだってできる。そんな自由な気分も戻ってくるはず！

自力で痛みをとるケア法をぜひ多くの方に試していただき、痛みのないハッピーな日々を過ごしていただきたいと願い、本書をまとめることにしました。ひざの痛みとケアについて、どんなずぼらさんも続けられ、結果が出せるような簡単なひざトレを紹介したいと思います。

ぜひ本書で紹介するセルフケアのひとつでも、痛みが軽くなっていくのを実感しながら続けてみてください！

土屋元明

Introduction

「ねじれ」を見つけるための足とひざ関節ガイド

足とひざ関節・各部の位置と名まえ

痛みを改善するには、自分の足とひざの状態をチェックして、ポイントに焦点をあてたケアが必要です。本書で解説する足とひざの各部の位置関係や名称をまとめて紹介します（本書では太ももから下を「足」と表記しています）。

本来、足の骨は垂直ではなく、ややX脚ぎみです。
「変形性膝関節症」と診断される場合、レントゲンではこのすき間が狭くなっていたり（レントゲンには写らない軟骨が溶けたため）、骨の変形が見られたりします。そして「痛み」もレントゲンには写りません。

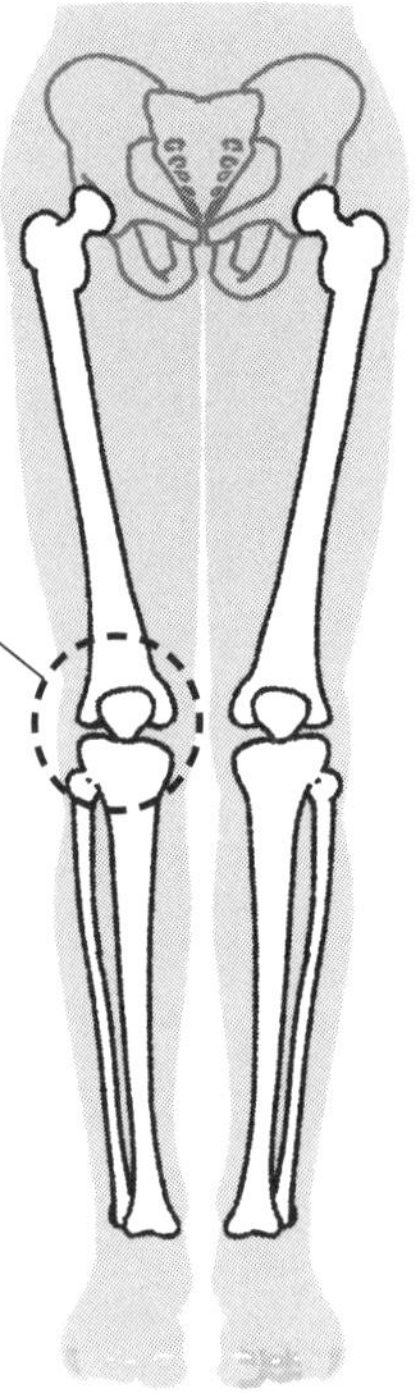

● ねじれなどがないひざ関節（前から見たところ）

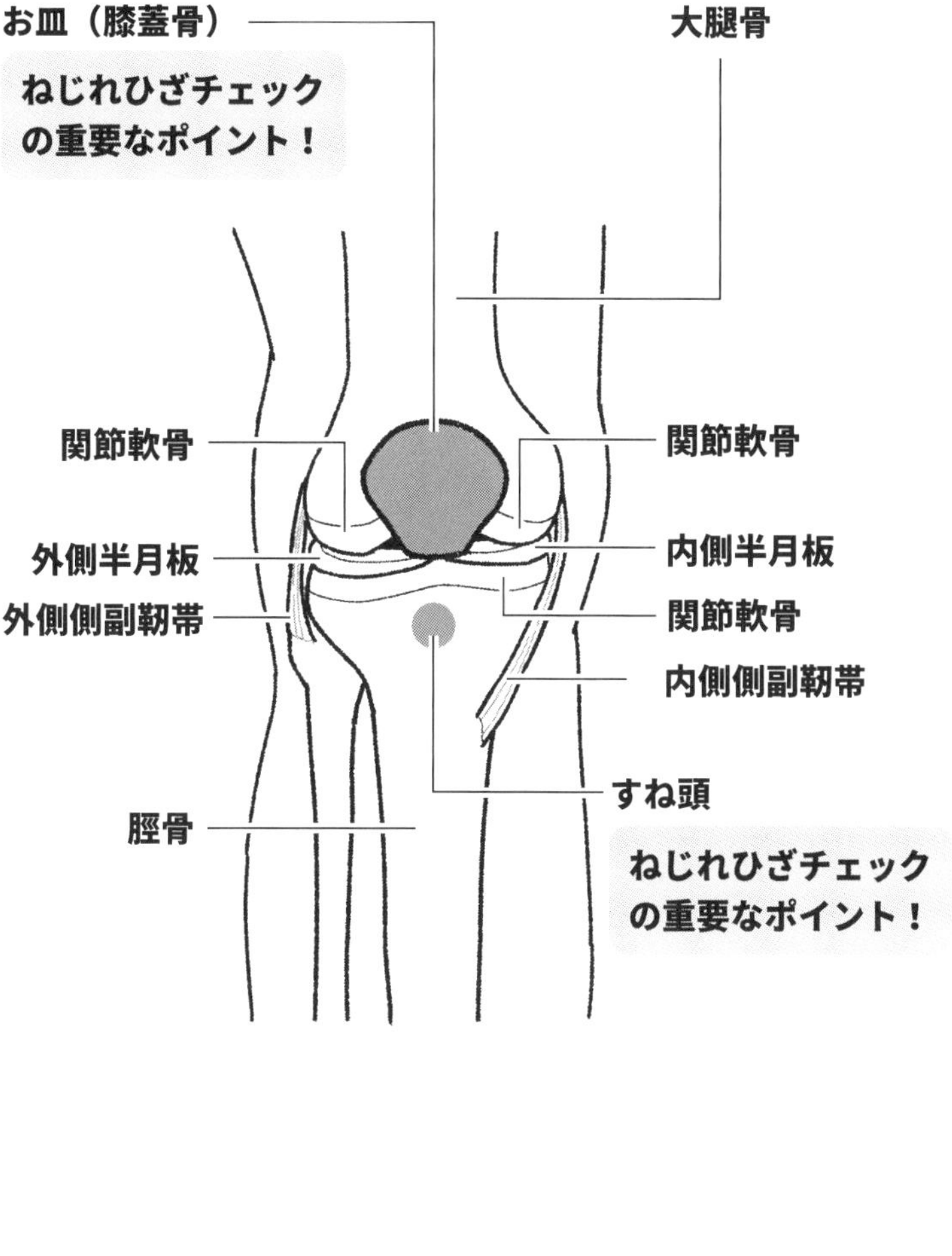

● ねじれなどがないひざ関節（横から見たところ）

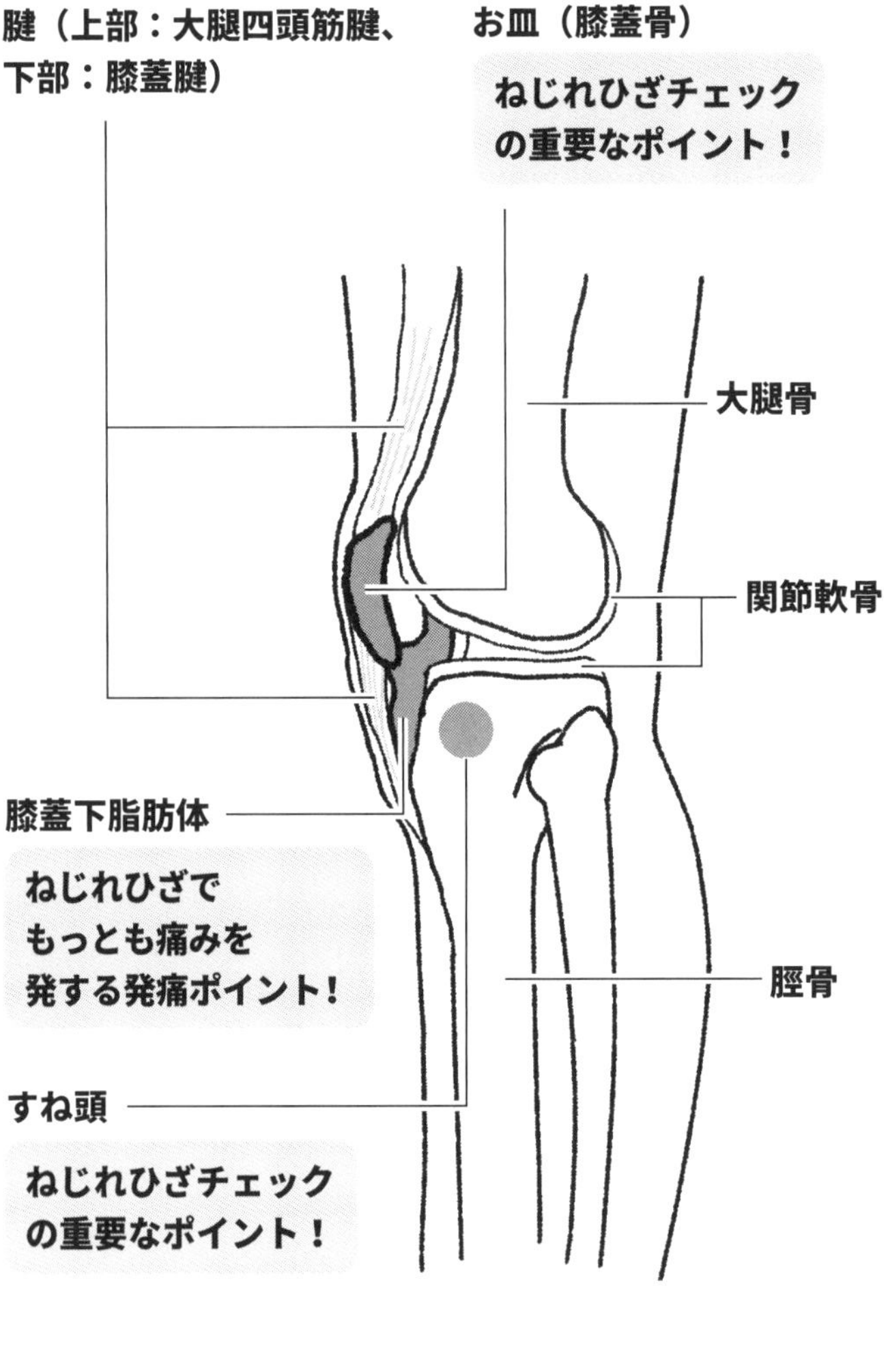

● 下ねじれ　　● 上ねじれ

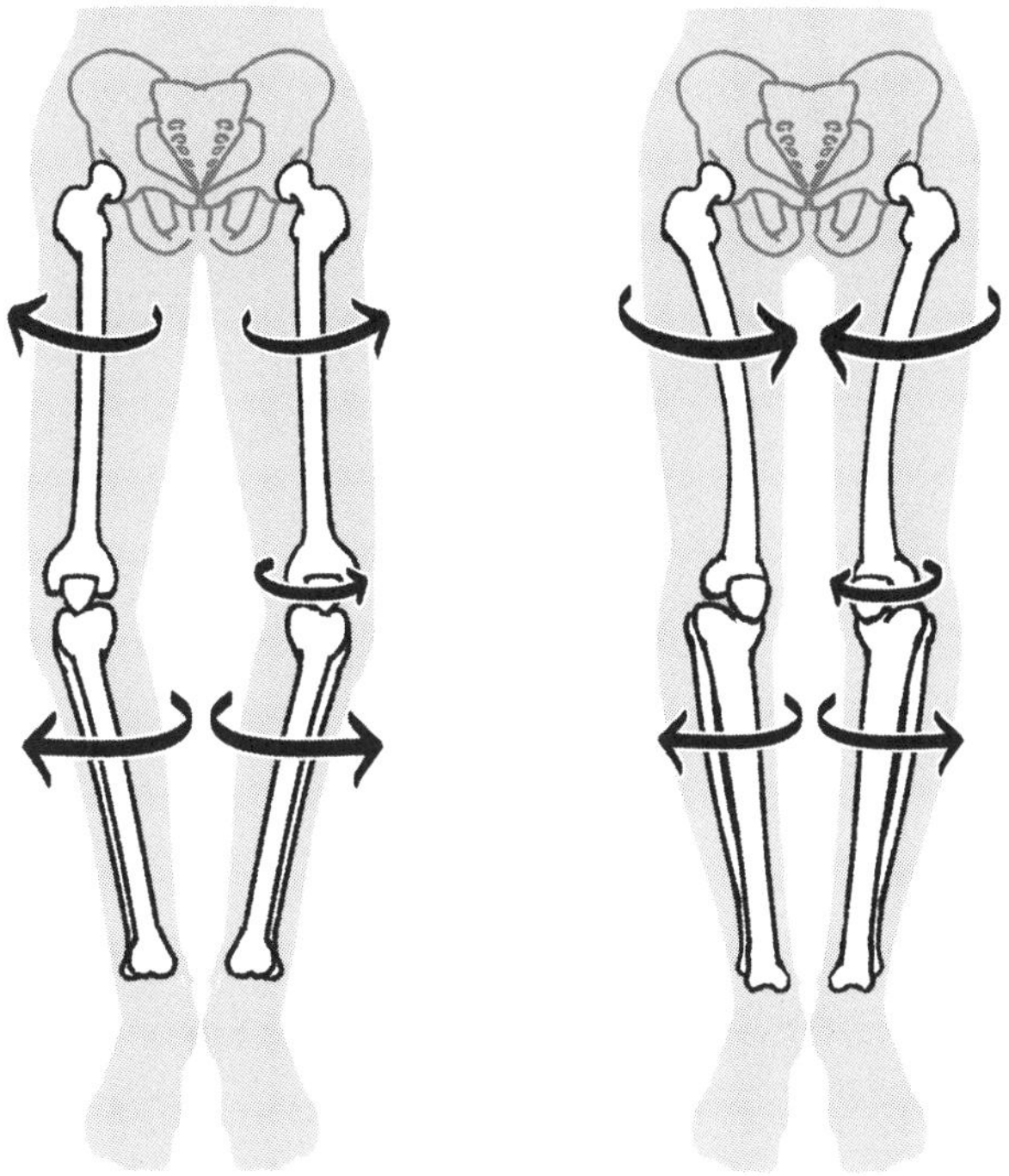

●「上ねじれ」と「下ねじれ」

ねじれが生じるとO脚となり、ひざ関節に負担をかけ、ひざの内側の３大発痛ポイント「膝蓋下脂肪体」「薄筋」「伏在神経」から痛みを発します。

ねじれは関節の変形を生じさせる要因のひとつでもあり、さらに関節の変形がねじれを増悪させることにもつながります。

● 註

このイラストは本書に登場する足とひざの各部の位置関係や名称をおおまかに理解してもらうためのものです。痛みのセルフケアに必要な点を主に紹介していて、精密ではありません。また「すね頭」は本書の解説のための造語で、脛骨の先端・おおむね中央（詳細 40 ページ）を指します。

なお、本書は加齢が原因の「年齢ひざ」で痛みを感じはじめた人（変形性膝関節症の初期を含む）や「年齢ひざ」を予防したい人を主な読者対象として構成しています。特別な理由による痛みがある人や「変形性膝関節症の進行期」以上の診断が出ている人は、本書の情報に試してみたいことがあれば主治医に相談し、その指示に従ってください。

Chapter

1

「ねじれひざ」が痛みを起こす!

ここが痛ければ「ねじれひざ」の可能性大

● そのひざ、どこが、いつ痛い？

「はじめに」でも述べた通り、ひざ痛があると「ひざ関節の変形」が原因だと考えがちですが、必ずしもそうではありません。

たとえば中高年ならば経年変化で関節がいくらか変形していても自然なことです。それでもまったく痛くない人もいるので、とくに「変形のはじまり」などという段階では痛みの直接的な原因は変形ではない可能性を重視しましょう。

つまりセルフケアで痛みが改善する可能性大ということ。繰り返しになりますが、大事なことなのでもう一度おさらいします。

- レントゲンに「痛み」は写らないので、痛みの原因が誤解され、「変形性膝関節症」の初期と進行期、末期の「痛み」が混同されて考えられていることが多い

■レントゲンで関節の変形が認められたとしても、それが特別な理由（けがや過労など）から生じたものではなく、主に加齢による変化（本書では以後、便宜的に「年齢ひざ」と呼びます）で、「保存的療法（湿布・鎮痛薬を利用し、温熱・電気といったケアなど）で経過を見ましょう」という段階の場合、軟骨自体が痛むことはほぼない

そもそも軟骨が「痛み」を知覚しにくい部位だということは海外の研究でも明らかです[※1]。この研究では同様に半月板や靭帯そのものも痛みを感じにくいことがわかっています。

では「ひざの痛み」は一体「どこ」が痛いのでしょうか？

それは改めて自分のひざを確かめてみればわかります。また「いつ」痛いかによってもすこしタイプが異なる可能性が考えられます。さっそくチェックをはじめましょう。

●痛いのはどこ？

ずばり、ひざが痛いと訴える人に「どこが痛いですか？　手をあてて示してみてください」と尋ねると、ひざの内側に手をあてる人は次の3タイプに大別されます。

ご自分のひざを確かめ、以下の3タイプのいずれか、または混合タイプなら痛みの原因は「ねじれ」である可能性大です！　臨床経験からこれらのタイプのひざ痛が大変多いと実感しているため（年齢ひざでは〝ほとんど〟といっても過言ではありません）、本書はひざの内側の痛みを改善するセルフケアに的をしぼってお伝えします。

なお、ひざのお皿の真下が痛い場合とひざの外側が痛い場合についてはコラム（P131）で紹介します。

そして年齢ひざの痛みの初期には「片方の足のひざ」の痛みを訴える人がほとんどで、両足とも痛いという人はまれです。痛みを放置したまま生活を続けていると、痛いほうの足をかばってもう一方の足に負担がかかり、両方とも痛くなることがあります。

はじめから両足が同じように痛い場合や、本書で紹介しているケアを行っても効果が感じられない場合は別の可能性があるので整形外科を受診し、診断・治療を受けてください（ただし、若い人のねじれひざでは最初から両足のひざが痛むことがあります）。

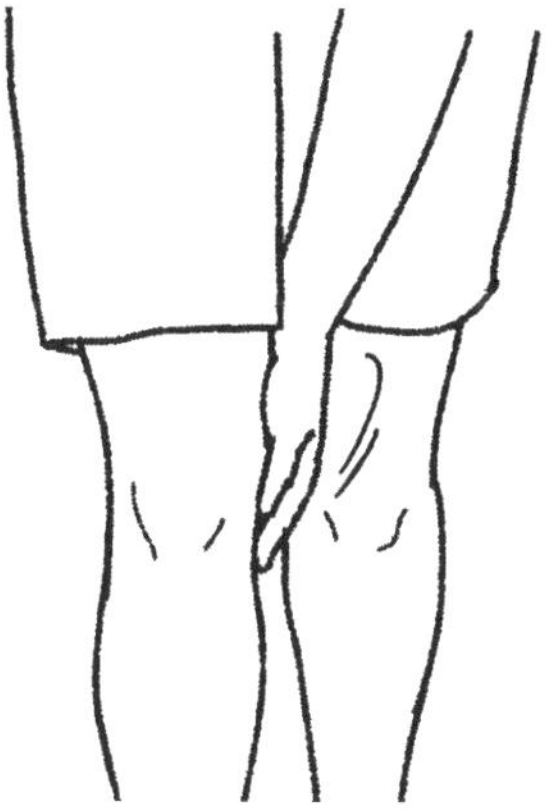

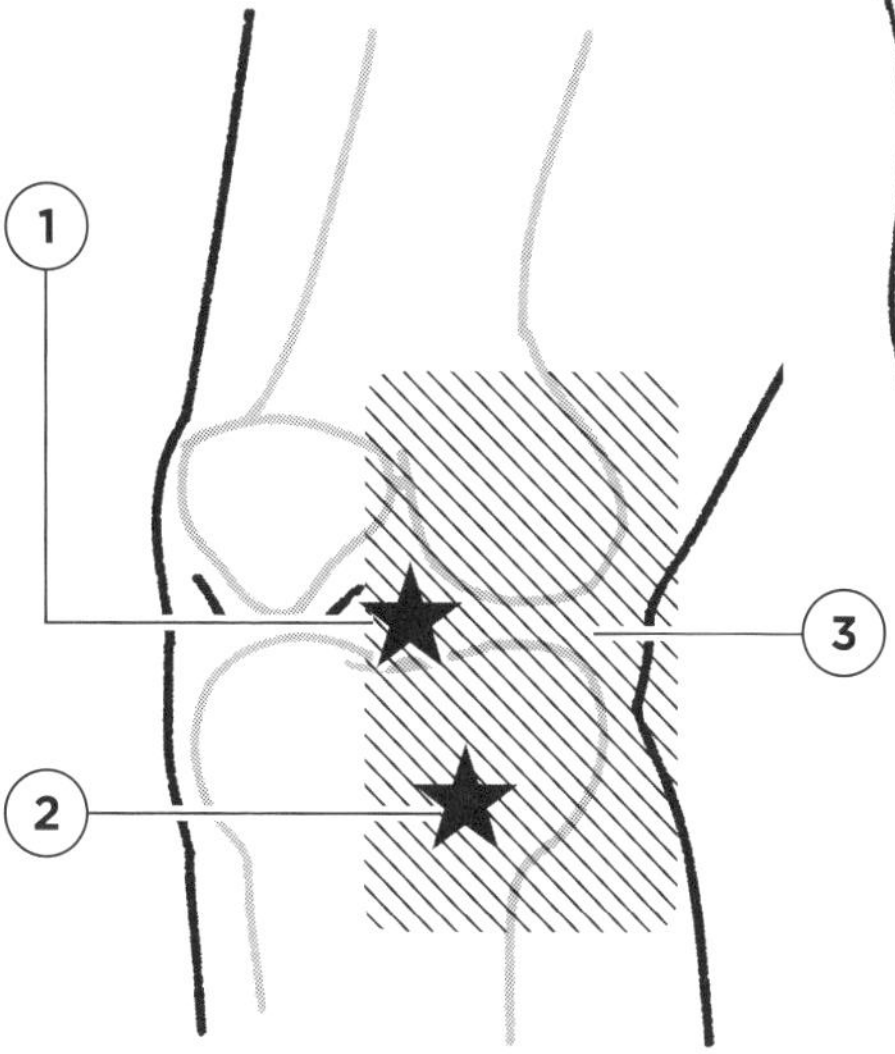

＊イラストは右足のひざです

● 3つの発痛ポイント

- 図の①の点付近を指差す人…発痛ポイント：**膝蓋下脂肪体**
- 図の②の点付近を指差す人…発痛ポイント：**薄筋**
- 図の③の面付近に手のひらをあてる人…発痛ポイント：**伏在神経**

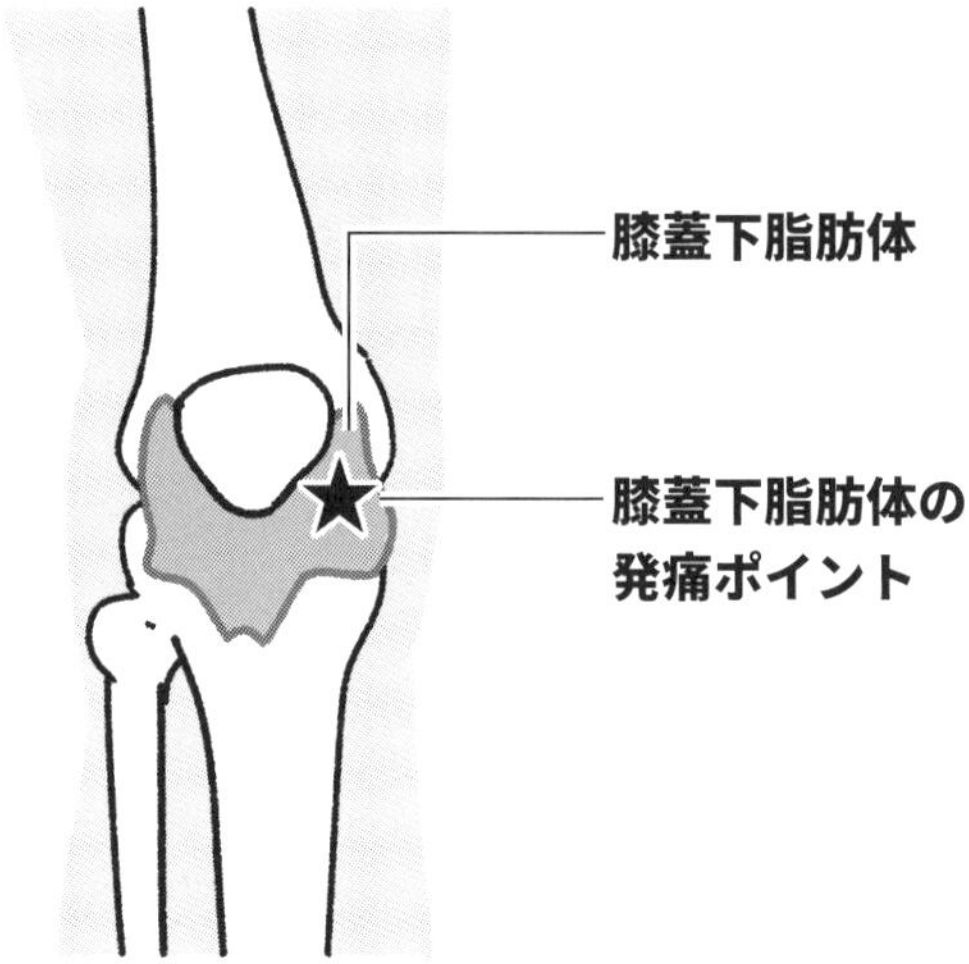

● 膝蓋《しつがい》下《か》脂《し》肪《ぼう》体《たい》とは？

そもそも関節の動きをなめらかにする流動的な組織ですが、年齢ひざでは線維化して動きがわるくなっています。非常に多くの神経が通っていて、先にも述べた研究［＊1］では、ひざの各部位のうち膝蓋下脂肪体がもっとも痛みを感じると結論づけられました。動きがわるくなっているものを動かすから痛みが出るのです。膝蓋下脂肪体はひざを伸ばすとお皿の周囲に出現し、曲げるとひざの内側にしまい込まれます。

本書では**膝蓋下脂肪体の発痛ポイントを★で示していますが、イラストの通り膝蓋下脂肪体はお皿の周りに広がっています。イラストの★部分以外に痛みがあるときは、後に紹介する膝蓋下脂肪体のセルフケアを自身の痛みのある部分で行ってみてください**（P71）。

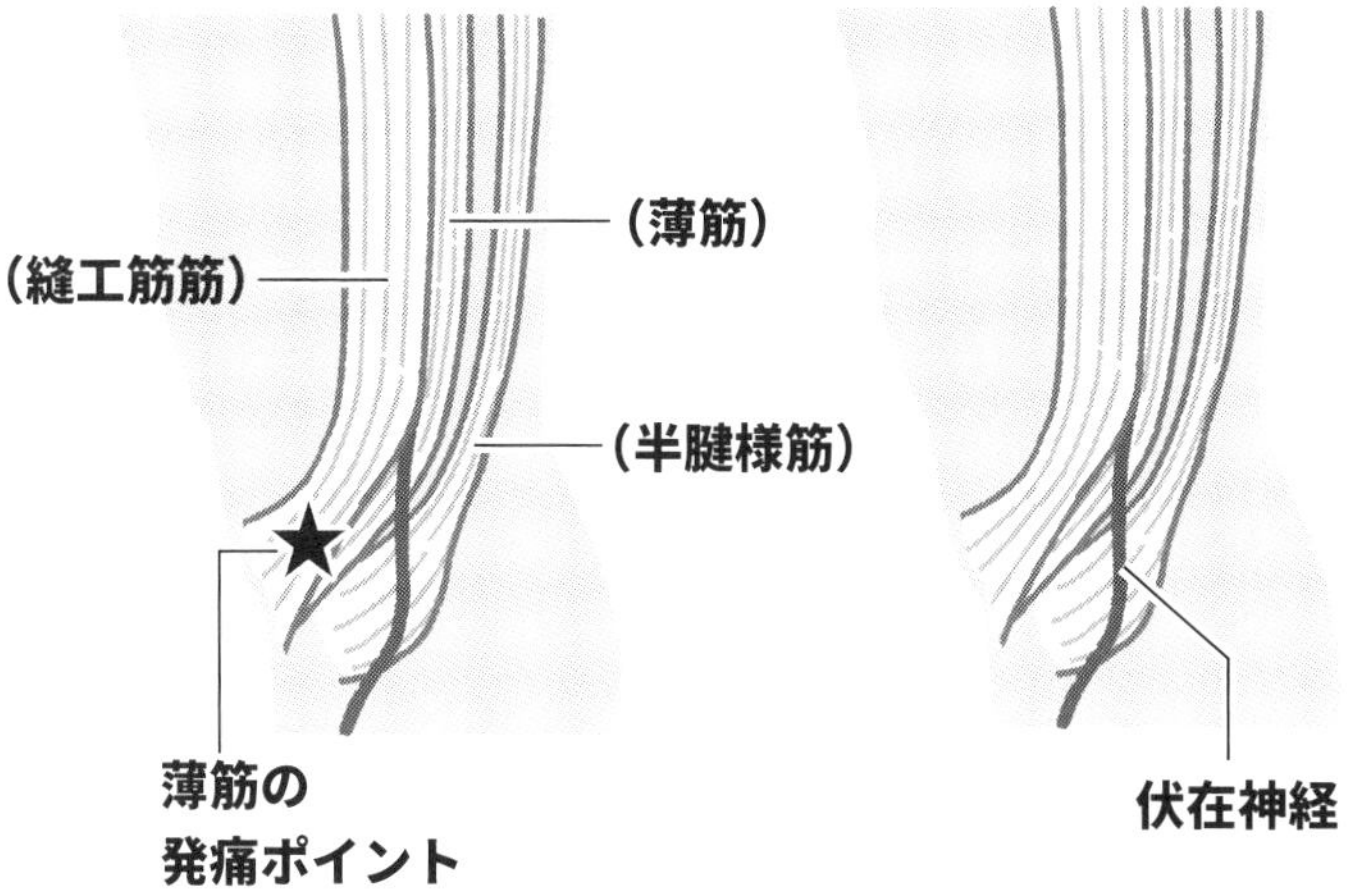

● 薄筋とは？

足を伸ばすと張り、曲げるとゆるむ筋肉が鵞足です。鵞足《がそく》とは縫工筋、薄筋、半腱様筋という３つの筋肉が集まって骨につくところを指し、年齢ひざで痛みを発することが多いのは薄筋です。ねじれによって過度に引っ張られることが主な痛みの原因です。

● 伏在神経とは？

縫工筋と薄筋の間を走っている伏在神経はひざ関節周囲の感覚をつかさどっています。ねじれにより縫工筋などに圧迫されることで痛みを発するようになります。膝蓋下脂肪体や薄筋の痛みと比べると、伏在神経が関係する場合は痛みの範囲が広いのが特徴です。

ちなみに、年齢ひざでは「いつから痛い？」という問いに明快に答えられない人が多いのも特徴です

●痛いのはいつ？

とくに歩きはじめに痛み、歩いているとラクになるか、痛みが強くなるか。このジャッジで、何が「ねじれ」を悪化させ、痛みを起こしているかがわかる場合が多いです（ただし、「両方」という場合も。そして例外さんも少なくないうえ、変化していくこともあります）。痛いのはいつかを心にとどめておき、自分のいまの状態を確かめるためにときどき判定し、次にまとめる特徴をセルフケアの参考にしてください。

● 歩きはじめ（動きはじめ）がとくに痛い

発痛ポイント（膝蓋下脂肪体または薄筋や伏在神経）が硬くなり、ひざを滑らかに動かせなくなって、痛みが出ている可能性があります。まずはほぐしましょう。
こわばりをほぐし、柔軟性を高めるケアがより大切な状態で、そうしたケアにより痛み改善効果が出やすい！

● 歩く（動く）ほど痛みが強まり、歩いた（動いた）後がとくに痛い

日頃の歩き方（体の動かし方）がねじれを増悪し、発痛ポイントに負担をかけすぎていることが痛みを招いている可能性大です。
むりなく続けられる方法で**歩き方や体の動かし方を変えることが大切な状態**で、それにより痛み改善効果が出やすい！

[＊1]
DYE SF:Conscious neurosensory mapping of the internal structures of the human knee without intraarticular anesthesia. Am J Sports Med 26, 773-777, 1998

痛みの原因になる「ねじれ」とは？

●気づかぬうちにねじれは起こる

痛みを発しているポイントが膝蓋下脂肪体か薄筋、伏在神経、またはそれらの混合タイプであると考えられるなら痛みの原因は「ねじれ」である可能性が大きいです。

ねじれは簡単にチェックできますから、次章でチェックし、先に進みましょう。

発痛ポイントが違う人は別の原因がある可能性を考え、整形外科を受診して適切なケアを受けていただきたいですが、一方でこの機会にねじれやひざ関節の柔軟性、足のアーチについてチェックするのはむだではありません。今後の年齢ひざ予防のためにときどきはチェックを。そして多少なりとも問題に気づいたら、主治医に相談しながら本書で紹介するねじれ補正などのケアを行ってください。

さて、チェックに進む前に簡単にねじれについてご紹介しておきます。

本書で〝ねじれ〟といっているのは、ひざだけではなく、「ひざから足首まで（下腿）」のねじれになります。「足とひざ関節・各部の位置と名まえ」（P14）のイラストの通り、ねじれなどがない足とひざ関節は本来、垂直ではなく、ややX脚ぎみです。

ところが、これが股関節（大腿骨）からねじれたり、すねからねじれたり……。細かくいえば十人十色のねじれ方があるのですが、いくつかの条件で大別できるので、本書では大変多く見られる2タイプを中心に次章で紹介します。

股関節からのねじれでも、すねからのねじれでも、ともにひざ関節に大きな負担をかけ、痛みの原因になってしまいます。

ではなぜ「ねじれ」が起き、ひざに影響したのでしょうか？

これは本当に1人ひとり複数の原因があり、それらが複合的に影響しあい、長年、徐々に変化してきていまのねじれにつながっています。ねじれは年齢・性別に関係なく誰にでも起こり得ることで、気づかぬうちに悪化するものなのです。

原因として多く見られるのは次の7つ。

- ひざが硬く左右差がある
- 姿勢が悪い（O脚、出っ尻、猫背など）
- 体の使い方に偏りやクセがある
- へんぺい足
- 体の柔軟性がない（運動不足）
- 肥満
- その他（浅い呼吸が続いている、偏食、過去の古傷など）

ただし、これらをあまねく分析してからセルフケアをするというのは現実的ではありません。私が施術院などで患者さんにケアやリハビリの指南をする場合はこうしたことを個々に細かく分析してプランを考えますが、本ではそれは不可能です。

みなさんもなるべく早く痛みがとれることを望んでいると思います。

そこで簡単なチェックで状態を把握し、最大公約数的な「発痛ポイントのケア」「ねじれ改善・悪化予防法」をいくつか試してみて、痛みが改善する方法を見出し、続けるのが現実的でしょう。

それもなるべく手軽で、1度やったらもう本を見なくても続けられるくらい覚えやすいものがいいですよね。

痛みが改善したり、歩行がラクになったりすると、さらにステップアップしたいと意欲が出てくるかもしれません。そのときは別の方法もケア習慣に取り入れるという感じでセルフケアをしていくと、痛みがとれるだけでなく生活が変わります。

まずはねじれを補正し、いまの活動を妨げている痛みをとることが、最初の1歩！

痛みが軽減したら、ラクに動けるので、ねじれ悪化を予防する筋トレも可能になり、それがさらに痛みを改善する〝正の連鎖〟が生じるでしょう。筋力アップと加齢による変形の進行予防にもつながります。

さっそうと歩けたら心身ともに元気になり、QOL（生活の質）が劇的に上がると信じて、ねじれの見極めからはじめましょう！

Chapter

2

自分で
見立てる
「ねじれ」
プラスα

ねじれを見立てる

● 2タイプのねじれひざ

足のねじれ方は詳細に見れば十人十色なのですが、大別すると「上ねじれ」か「下ねじれ」に分かれます。ひざ痛のセルフケアのために見立てるなら、「上ねじれ」か「下ねじれ」か判断するので十分ですから、36～39ページでチェックしてみましょう。

「上ねじれ」と「下ねじれ」はどちらも「ひざから足首まで（下腿）」が外向きにねじれることで、ひざ痛をまねきます。そして、年齢ひざの発症・悪化のメカニズムとも次のように関係します。

- ねじれは体の使い方に偏りを生じさせ、**関節の変形を助長する要因のひとつになる**
- 関節の変形が体の使い方をさらに制限し、**ねじれを増悪させることにもなる**

さらに「上ねじれ」と「下ねじれ」はともに全身の柔軟性や姿勢にも影響し、体のすべての筋肉の7割にあたる足の筋肉の力を発揮しづらくさせ、運動などのパフォーマンスを低下させます。

つまり、まだ痛みが出ていないねじれでも活動の妨げになるので、ねじれは年齢・性別にかかわらず誰もが健康づくり&楽しいライフのためにすこし気にかけて、セルフケアを行うポイントなのです。

余談ですが、昨今、私の施術院では中学生や高校生のねじれや柔軟性、へんぺい足のケアをすることが増えてきました。

子どもたちのライフスタイルの変化と、幼児期・学童期の外遊びが減っていることなどが影響していると考えられますが、足が十分に育たないまま運動系の部活動で激しいスポーツをするようになり、痛みなどのトラブルにつながり、その根本的なケアのためにねじれ補正などを行う場合が少なくないのです。

ですからもし、お子さんやお孫さんが部活動でたびたびけがをしたり、足のどこかの慢性的な痛みを訴えたり、パフォーマンスの質に悩んでいたりしたら、ぜひ本書でチェック&ケアする点を確認してあげてください。

ねじれやこわばり、へんぺい足などがあったら、ご一緒にセルフケアを（けがをしている場合は、治ってから）。子どもたちはセルフケアの効果が出るのが早く、効果を自覚する感覚が大人以上に敏感なので、きっと喜ばれます。

上ねじれ

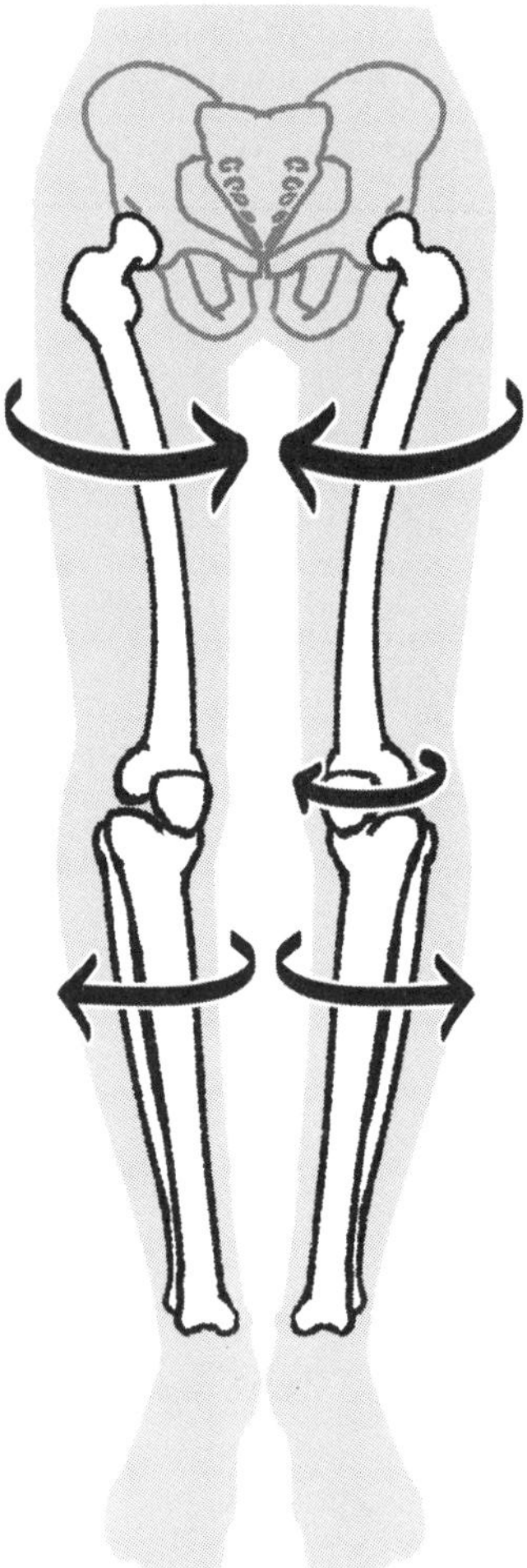

＊上ねじれと下ねじれの特徴を動画で説明しています

●「上ねじれ」とは？

股関節や太腿骨が内側にねじれている（ひざのお皿は内に向く）ので、バランスをとろうとして「ひざから足首まで（下腿）」が外向きにねじれるタイプです。

お皿が内に向くことで生じるＯ脚ですが、「下ねじれ」の場合のＯ脚とはタイプが異なります。

比較的若い人、とくに筋力や体幹の柔軟性が低い人に多く、特徴として「うちまた」「低緊張（姿勢保持にあまり筋肉を使っていない）」「足の内側にもたれるように立つ」「へんぺい足」などがあげられます。

また、ねじれが両足に見られ、左右差がないため両ひざに痛みが生じることもあります。

歩くときは「ペタペタ」歩きます。歩みを進めるときにお皿が内にねじれ、力が入らないので、ペタペタ歩くように見えるのです。

なお、加齢にともない自然とひざのお皿は外を向くように変化するので、若い頃は「上ねじれ」の人も、徐々に「下ねじれ」に変わっていきます。

下ねじれ

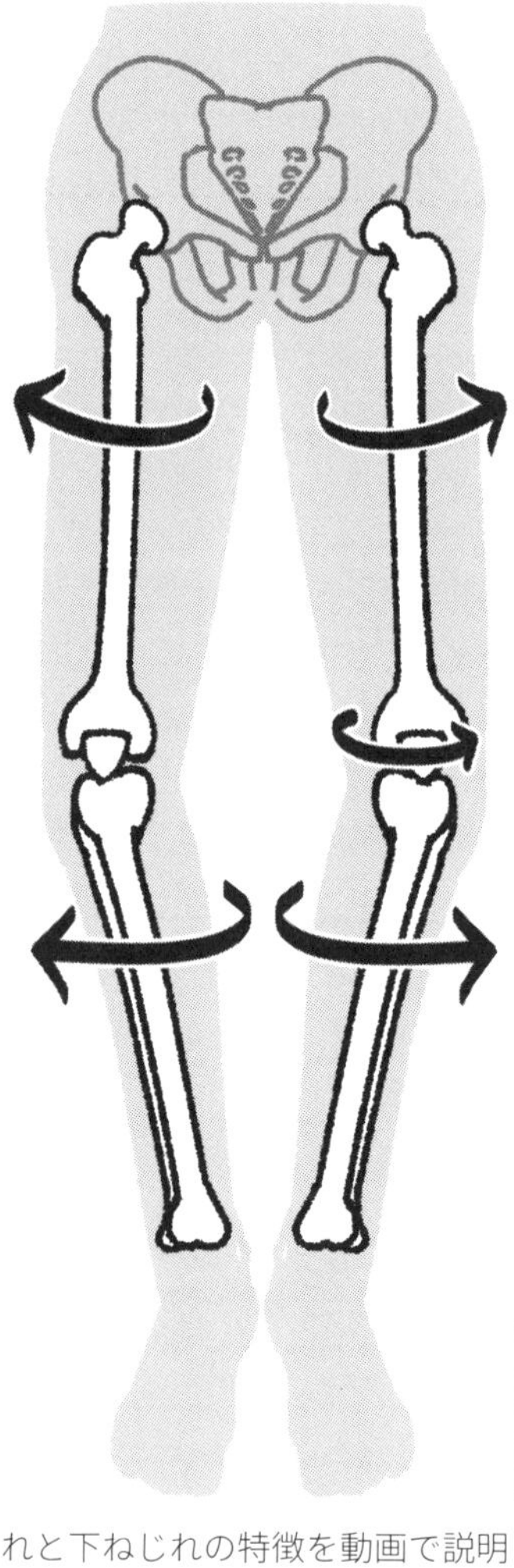

＊上ねじれと下ねじれの特徴を動画で説明しています

●「下ねじれ」とは？

「ひざから足首まで（下腿）」が外向きにねじれるタイプです。そもそも姿勢が丸くなることに比例して、ひざが曲がり、伸びにくくなるため、ひざのお皿が外を向きます。そして、下ねじれが強まるとつま先が外を向き、足のアーチがつぶれてきます。比較的年配の人に多く、年齢ひざの特徴的ねじれ方といえ、特徴として「がにまた」「へんぺい足（かかとが内側に倒れている）」「姿勢の悪化（円背、腰が曲がる）」「足の外側の筋肉などの張力に依存して立つ」があげられます。

ほとんどの場合、はじめはねじれが片方の足から強まり、左右差が生じます。ねじれているほうの足のひざが痛いと訴え、同時にひざが伸びにくくなります。

両足とも痛い人は少数ですが、痛みを放置したまま生活を続けていると、痛いほうの足をかばってもう一方の足に負担がかかり、両方とも痛くなることがあります。

歩くときは「ひよこひょこ」、メトロノームのように左右に揺れて歩きます。歩幅が狭く、すこしでも歩幅を広げようとして歩くと左右の揺れが大きくなります。

O脚ですが、「上ねじれ」の場合のO脚とはタイプが異なります。

●見立ての手順

ねじれの見立てはとても簡単です。

まず「足とひざ関節・各部の位置と名まえ」（P14）でひざのお皿（膝蓋骨）とすね頭の位置を確かめ、「痛みがあるほうのひざ」を見てみましょう。

座って足を伸ばし、お皿を天井に向けたままチェックしてください。

ねじれがない人の場合、すね頭は「お皿の幅のほぼ中央（やや外側）」の位置にあります。痛みがあるほうの足の、すね頭のある位置はどこでしょうか。

続いて「痛みがないほうのひざ」も見てみましょう。

すね頭のある位置によってねじれの強さ（中・強・最強）がわかります。ねじれが強いほど、そして左右の差が大きいほど痛みが強く出る傾向があり、ねじれがあるひざの柔軟性も失われて、ひざが伸びにくくなっていることが多いです。

ねじれの見立て

＊イラストは右足のひざです

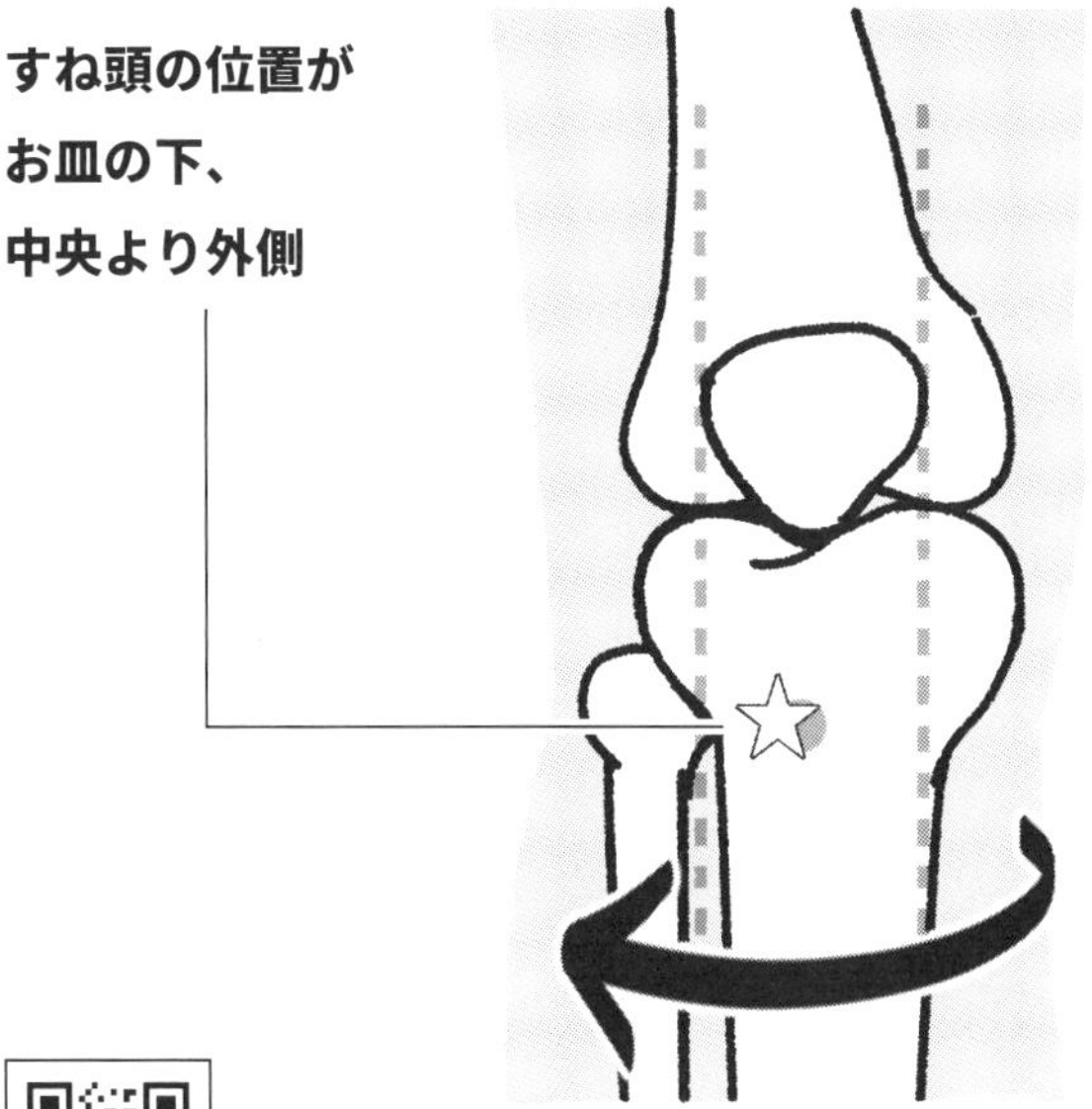

＊見立ての手順を動画で紹介しています

● 中ねじれ

ひざを伸ばすと違和感があったり、すこし痛みを感じる人が多いです。

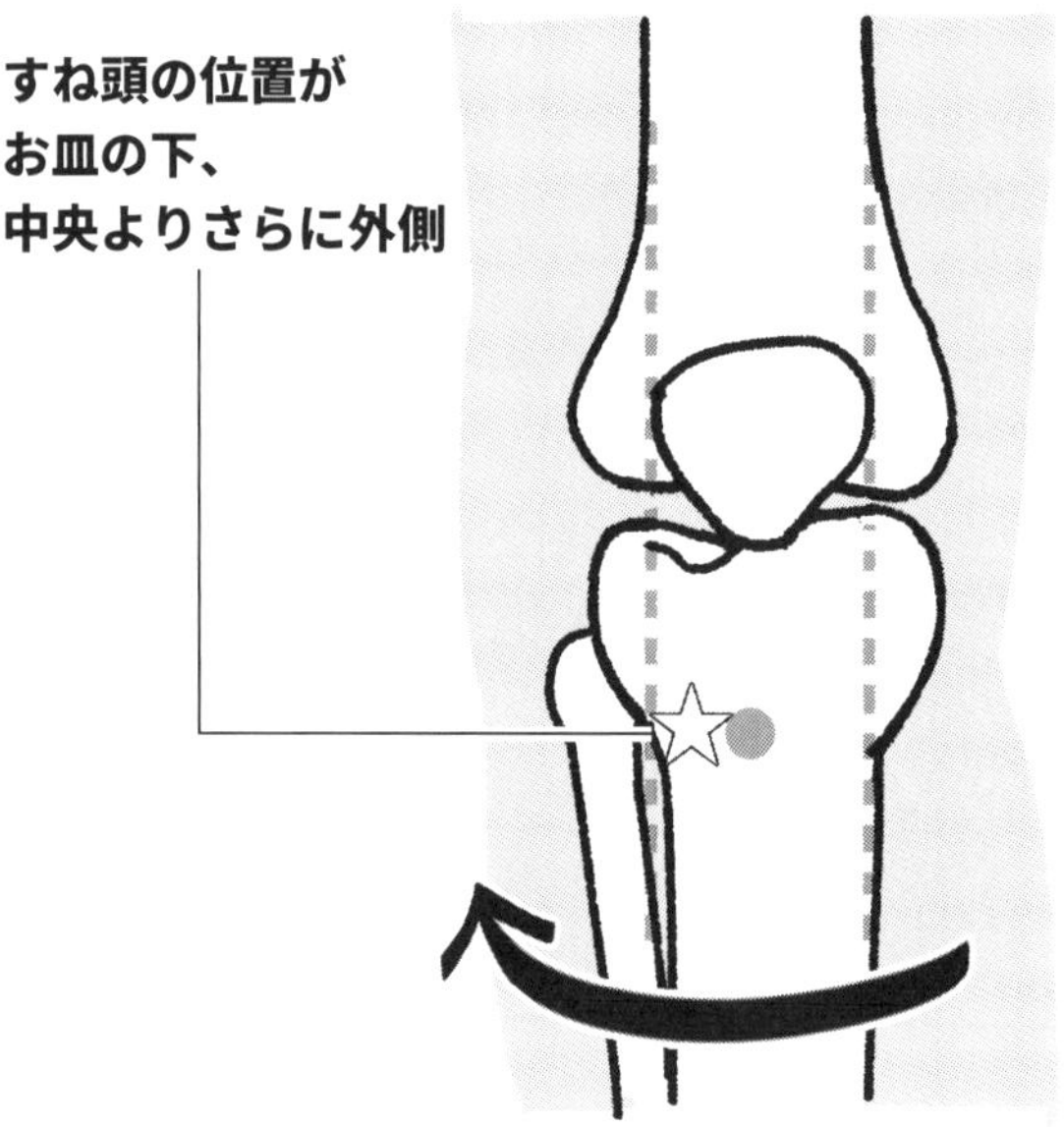
すね頭の位置が
お皿の下、
中央よりさらに外側

● 強ねじれ

ひざを強く伸ばそうとすると瞬間的に強い痛みを感じますが、その後は比較的、ラクになる人が多いです。痛くないほうのひざと比べて伸びにくくなっています。

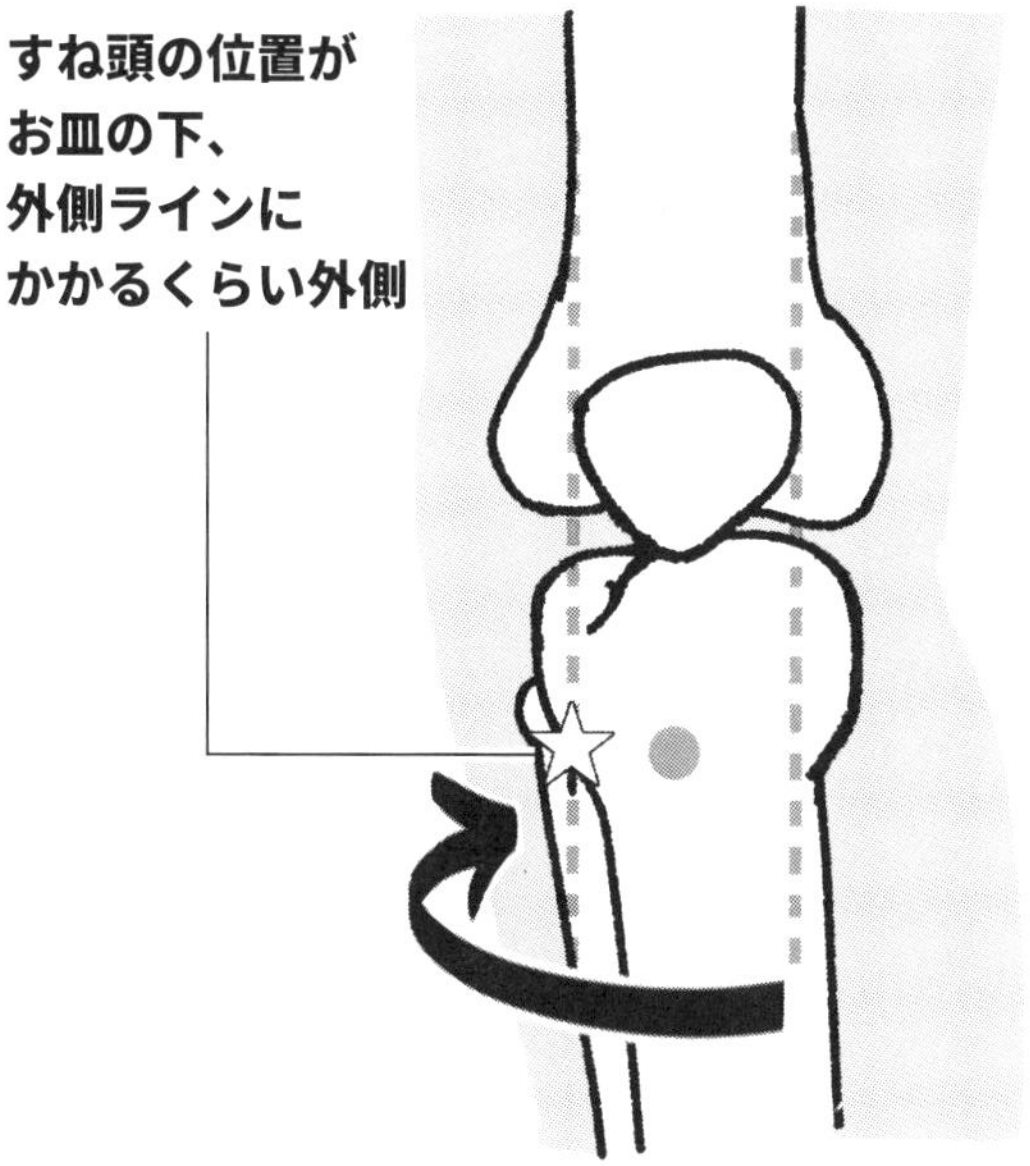
すね頭の位置が
お皿の下、
外側ラインに
かかるくらい外側

● 最強ねじれ

痛くてひざが最後まで伸ばせないか、痛くないほうのひざと比べて伸びにくさを強く感じる人が多いです。

プラスαのチェックで状態を知る

●ひざのしなりを見る

続いて、ひざの伸び具合を確認しましょう。

先に紹介した通り、ねじれの強さと伸び具合は相関している場合が多いのですが、自分の状態はどうかを確かめておきましょう。

そしてひざの伸び具合は筋力を発揮するために不可欠なものなので、伸びにくくなっている場合はそれを改善するケアを行いながら、同時にねじれのケアを行うのが効果的です。

ひざが伸びにくくなっていたら「伸び具合のケア」を！　すき間時間などを利用して、思いついたときに行っていると、ひざのしなりがとり戻せます。テレビを見ながら、ペットを遊ばせながらなど、ながらケアを実践してください。

なお、体のトラブルを改善するケアというとたいそうな運動や、何パターンものストレッチをみっちりやらなければならないと思う人もいるかもしれませんが、それは誤解です。動きのクセの積み重ねなどで数ミリのねじれや左右差という変化を起こしてきた体です。小さな動きでズレを補正することも、十分なケアになります。

体はとても繊細なので、「大きくアプローチしなければ変わらない」という固定概念は捨て、むりせず、気持ちよく動かして、よく変わっていくイメージをもってケアしていきましょう。

＊しなりの確認＆ケア法を
動画で紹介しています

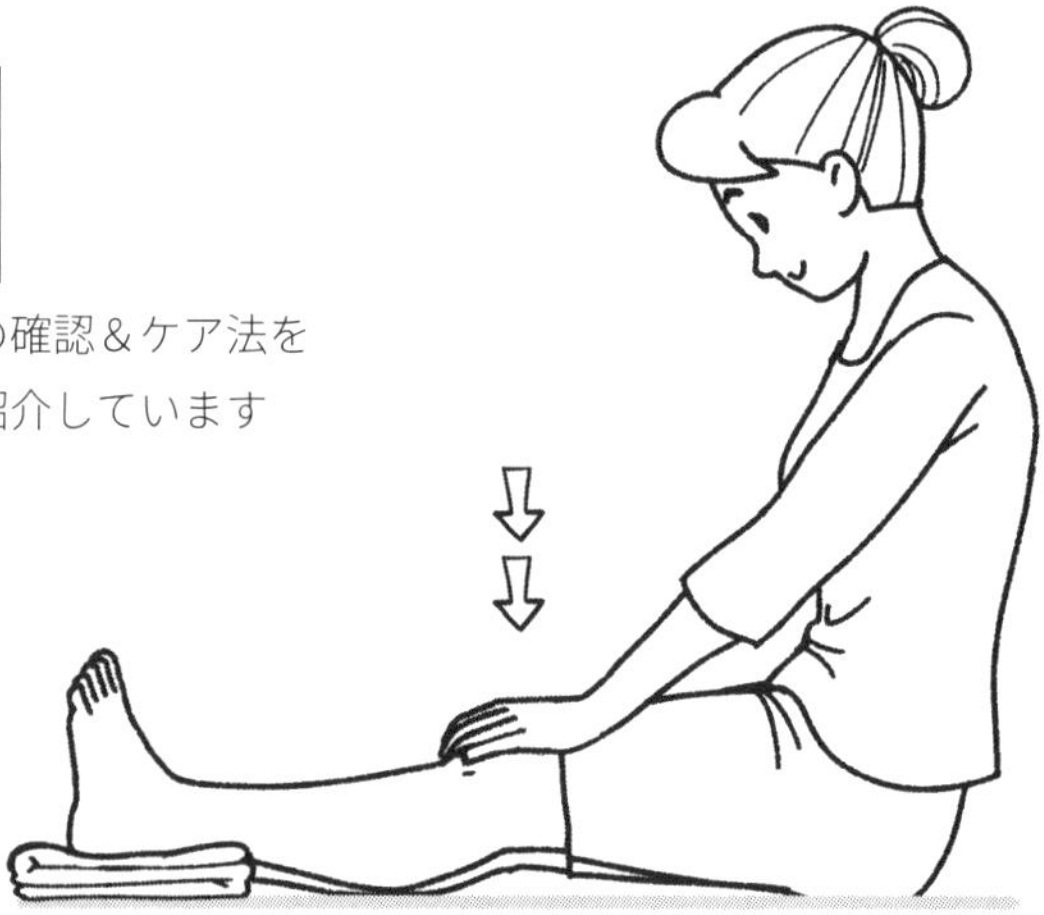

● ひざのしなりの確認＆ケア

① 足を伸ばして座り、5 ～ 10cm の物（折ったバスタオル）に足を乗せる
② ひざを上から軽く抑え、しなりを見る

評価

しなりがある：左右ともひざの裏が床に着き、左右差がなくしなる感じがある
やや硬：左右とももうちょっとでひざの裏が床に着く、または片方のひざは着くなど左右差を感じる
硬い：ひざは伸ばせるがしならない、または片方の足はもうちょっとでひざの裏が床に着く
バリ硬：ひざが伸ばせない、または片方の足は伸ばせるがしならない

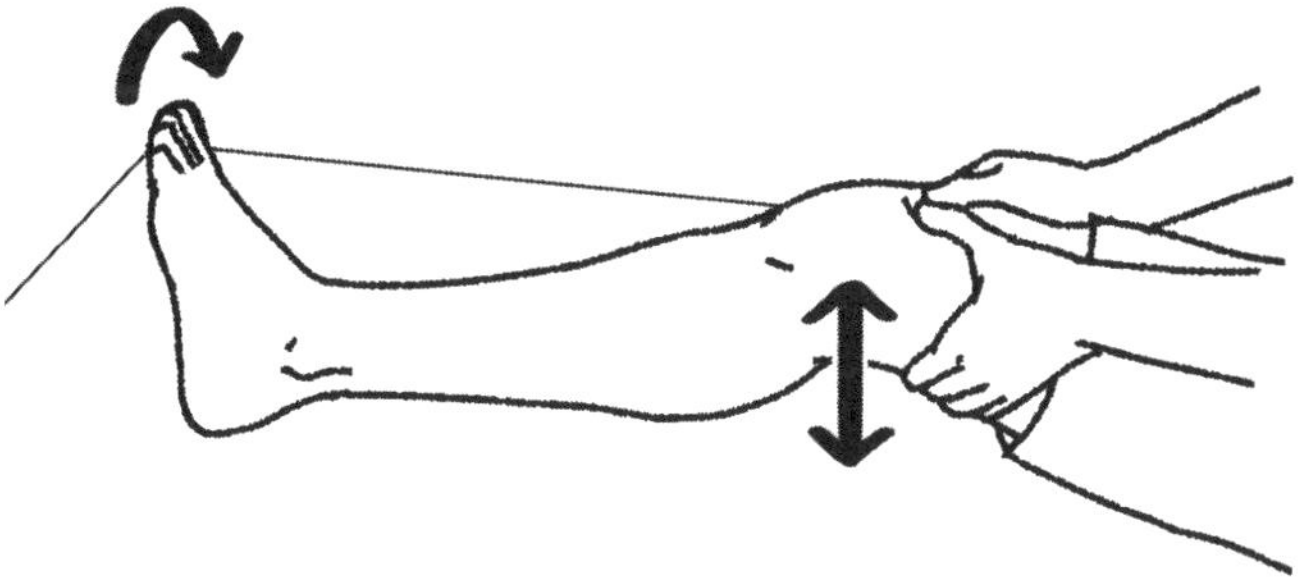

● ひざのしなりをアップするケア

① 足を伸ばして座り、しなりがわるいほうのひざに手をそえる

＊両手で太ももをもち、足を軽くもち上げる。姿勢がつらければ壁などにもたれて行う

② 手をそえたひざをリズミカルに曲げ伸ばしする

＊このとき、常につま先は内に向けて行う。痛みを感じたら、むりはしない。痛くない程度に伸ばす

③ しなるほうのひざもときどきは同様にケアをする

●アーチのチェック

次に足のアーチを確認しましょう。足には3つのアーチ（横アーチ・内側縦アーチ・外側縦アーチ）があり、足の裏の筋肉や神経が傷つくのを防いだり、地面からの力を効率よく体に伝えて推進力を高めたりする役割があります。

一般的に、日本人の足は内側縦アーチがつぶれて「へんぺい足」になりやすいだけではなく、横のアーチがつぶれて足が横に広がる「開帳足」になりやすい特徴があり、この足の変化はとくに50歳を過ぎると加速してくるという報告もあります。つまり、日本人の足は「幅広甲低」になりやすいのです。

実際に臨床の場では50歳を過ぎ、足の問題にともなってひざの痛みが強まってくる人と多く遭遇します。そして近年、子どもや若い世代にも増えてきていると感じます。

そこで私は、アーチがつぶれる原因として普段の姿勢が大きく関係していると考えています。

加齢にともない、アーチをつくる筋肉などが低下することも原因ですが、姿勢が悪いために筋肉をうまくはたらかせることができないことが影響し、骨や関節、それを囲んでいる靭帯などに負担がかかり、アーチをつぶす場合も増えていると考えているのです。

アーチはねじれと大きく関係し、つぶれてしまうとそれがねじれをまねいたり、増悪させる要因になって、発痛ポイントの痛みを引き起こします。後ほど紹介しますが、アーチをつくるケアがそのままねじれのケアになるほど、アーチは大切です。

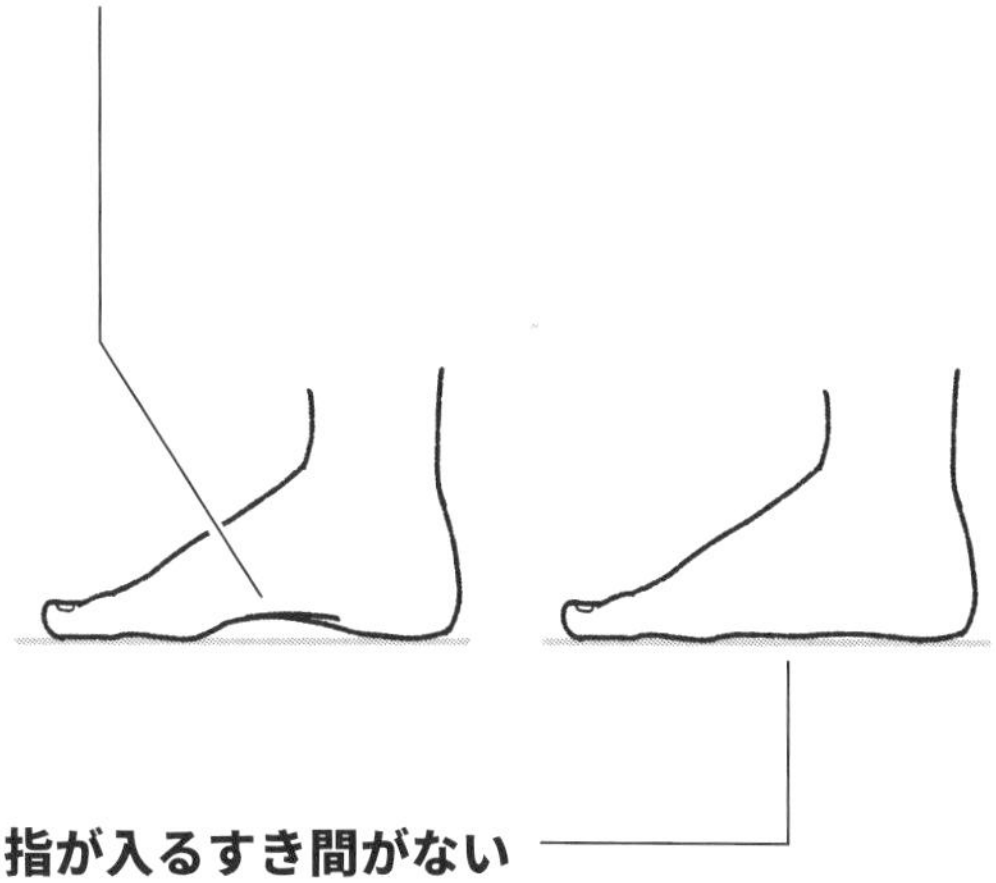
指が入るすき間がある
→ アーチがある
→ アーチがつぶれている、
またはつぶれぎみ

＊アーチのチェック方法を
動画で紹介しています

● アーチのチェック

普段通り立ち、アーチの「すき間」があるか家族や友人に人差し指を入れてもらって両足をチェックする

＊必ず「立位」でチェックを。鏡で確認も OK！

●姿勢の確認

続いて姿勢を確認します。出っ尻ぎみになっていたり、背中（胸）が丸まっているとねじれやひざのしなり、アーチなどに悪影響を及ぼすことが多いためです。

姿勢がわるい人の共通点は「筋肉をうまくはたらかせることができない」であり、私は「筋肉を使わない姿勢＝骨性支持」と表現しています。人によってそれぞれの「動作のクセ」が強く出ていて、筋肉が使えないのだと考えられます。そして姿勢がわるい状態を続けると、「使わない→おとろえる」負の連鎖が生じ、加齢による筋力の低下を助長します。

反対に、姿勢がよくなると「筋肉を効率よくはたらかせることができる姿勢＝筋性支持」となり、運動効果をより高めることができます。

とくに年齢ひざ世代は姿勢が丸くなることに比例し、ひざが曲がり、お皿が外に向いて、ねじれを悪化させるケースが多いです。そこで猫背や腰が丸くなるのを予防することが健康寿命を伸ばすために大切です。

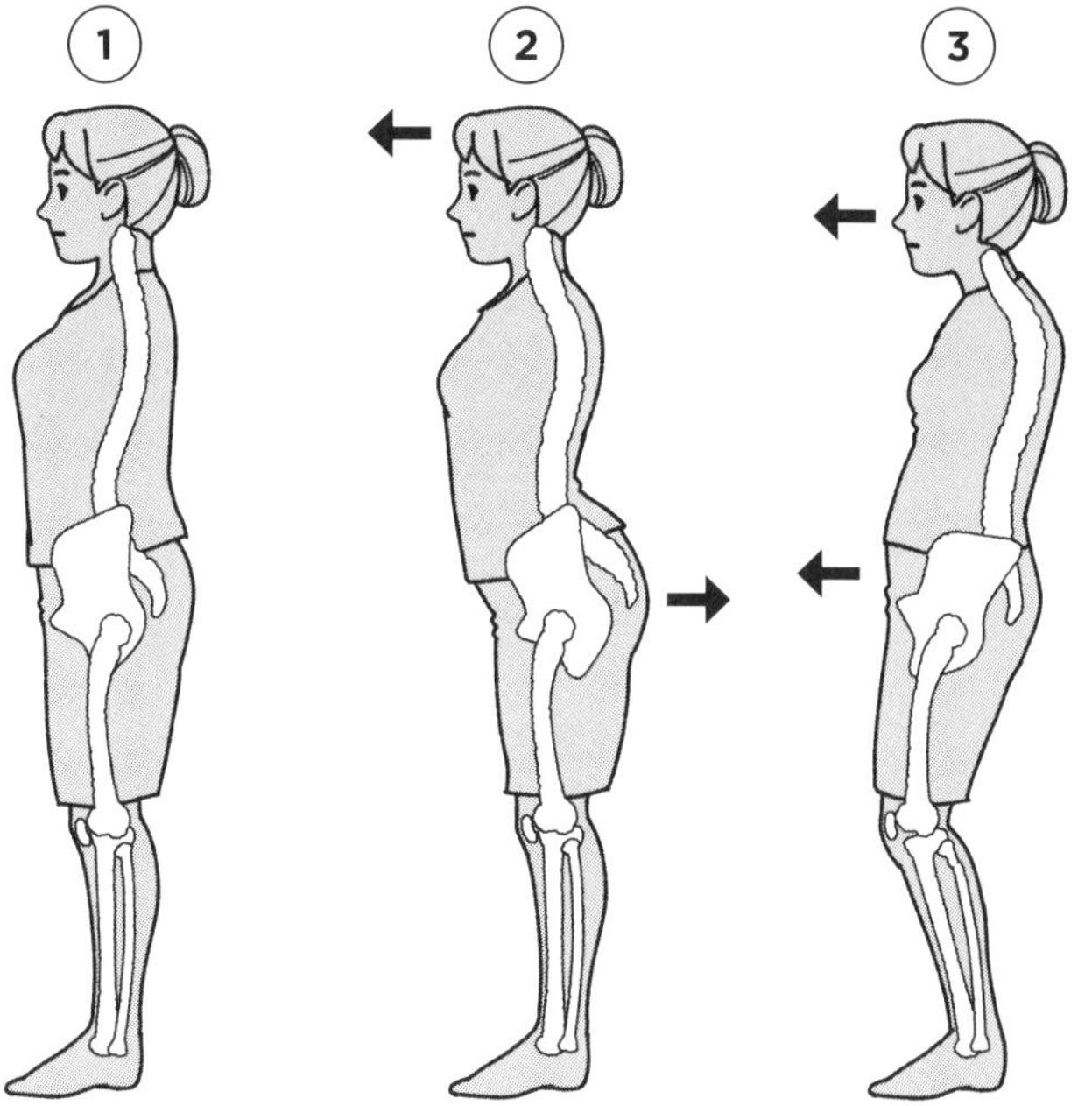

● 姿勢のチェック

普段通り立ち、家族や友人に横から姿勢を見てもらう

① 姿勢に大きな問題はない（骨盤の上に頭がのっているように見える）
② 出っ尻ぎみ
③ 背中（胸）が丸まっている
＊②、③はどちらも加齢によりひざが曲がりやすい

＊姿勢の特徴と改善方法を動画で紹介しています

●熱・腫れ・水たまりの確認

ここではセルフケアの前に必ず行いたい炎症のチェックをします。炎症が起きている可能性があったらセルフケアは行わず、整形外科を受診し、適切な診断・治療を受け、炎症が治ってからセルフケアをしてください。

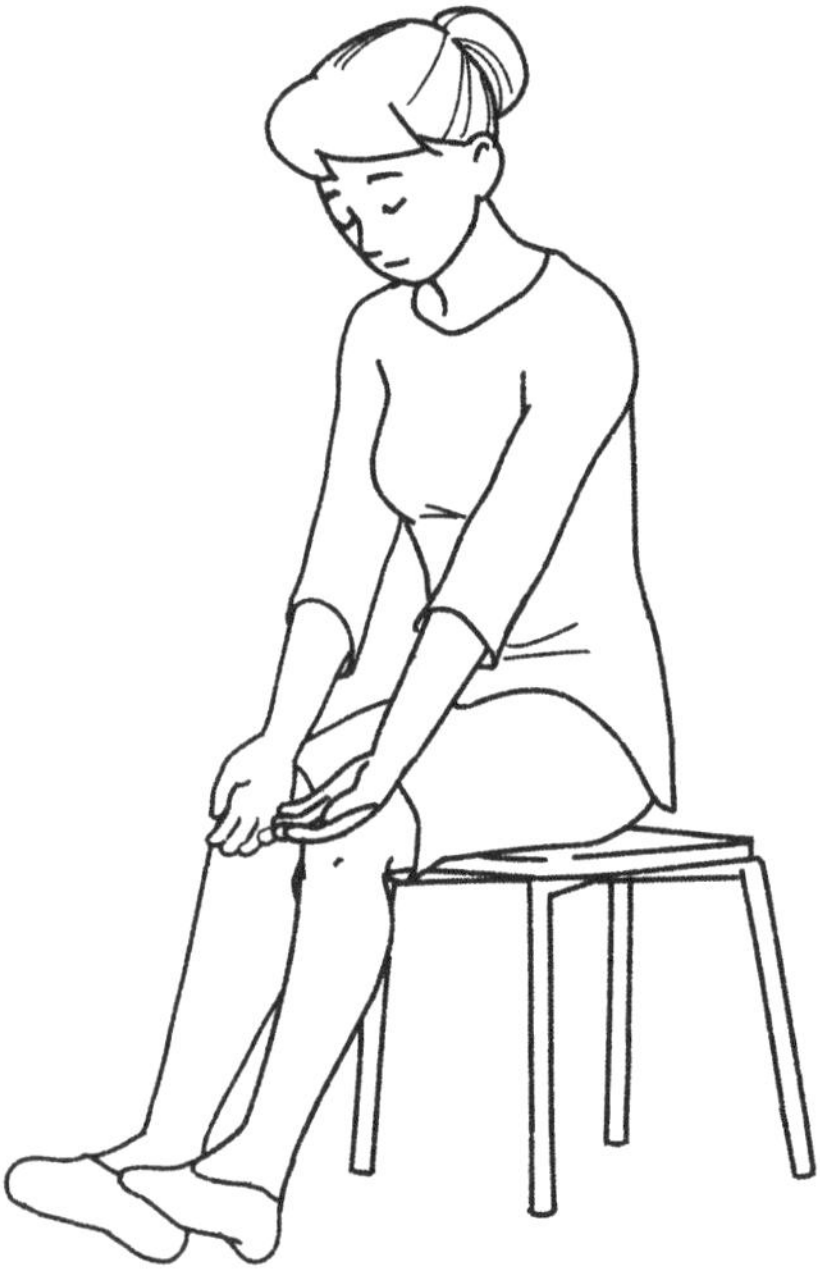

●熱のチェック

① 両ひざお皿の上あたりに手の甲をあて、温度差があるかないかを見る
② 明らかな温度差があれば、熱をもっているほうは炎症がある可能性がある（どちらか明らかに発赤が出ている〈皮膚が赤い〉場合も）

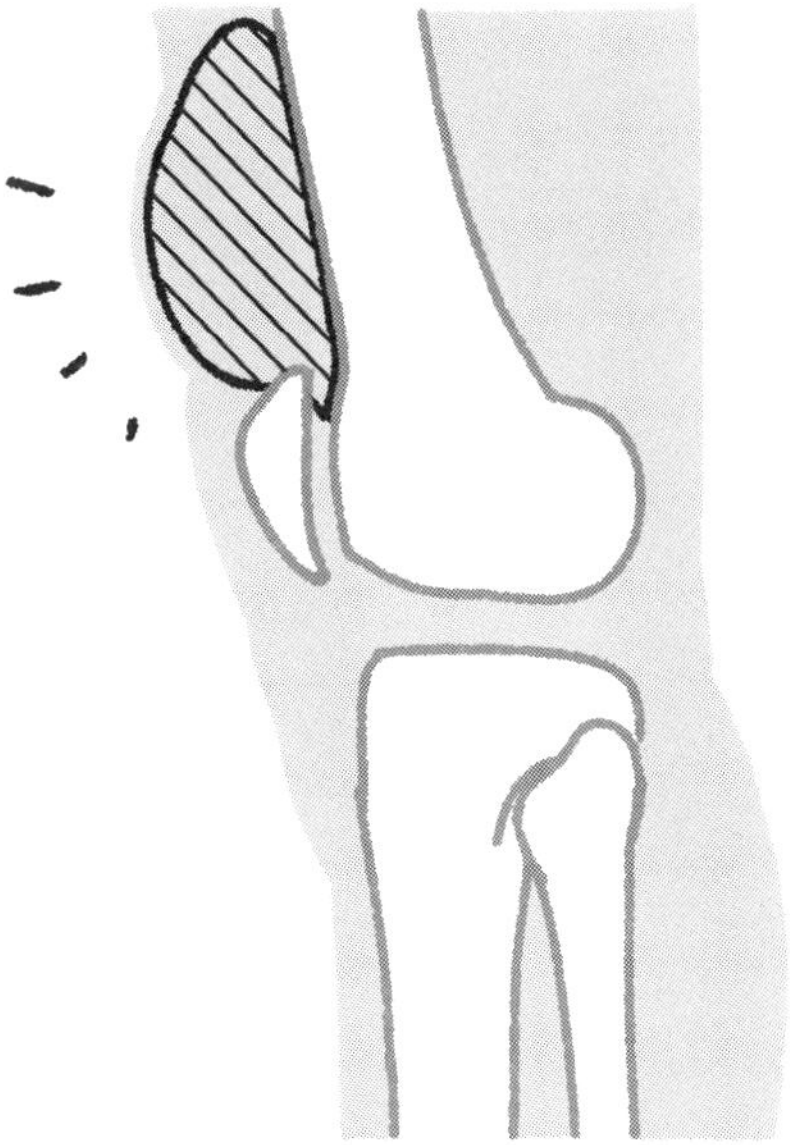

● 腫れ・水たまりのチェック

① 足をまっすぐ伸ばした状態でイラストの斜線のあたりを見る

② このあたりが腫れていたり、触ると“ぷにぷに”していたら関節の中に水がたまっている可能性があり、炎症が続いている可能性がある
（足を曲げると水はひざの後ろに逃げて見えなくなるので、必ず伸ばしてチェックする）

自力でひざ見立て「結果のまとめ」

●現状把握、完了！

ここまで現在のひざの状態を確認しました。結果をまとめてみましょう。

- 痛み　右ひざ／左ひざ
- 発痛ポイント　膝蓋下脂肪体／薄筋／伏在神経／混合（P23〜25）
- いつ痛むか　歩きはじめ／歩いた後
- ねじれのタイプ　上ねじれ／下ねじれ（P36〜39）
- ねじれの強さ　中／強／最強（P41〜43）
- 左右差　あり／なし
- ひざのしなり　しなりがある／やや硬／硬い／バリ硬（P46）
- アーチ　あり／なし（P49）

■姿勢　出っ尻ぎみ／背中（胸）が丸い（P51）

■炎症　あり／なし（P52、53）

自力で現在のひざ痛に関連する体の状態を見立てた結果がまとまりました。

ただし、これは〝いま〟の評価であって、セルフケアや生活をしている中で変化します。よく変わっていくようなケア法や暮らし方について次章から解説しますので、自分の状態にあったものを選んで行ってみてください（次のページからの２つのチャートも参考に！）。

ケア選びの参考チャート

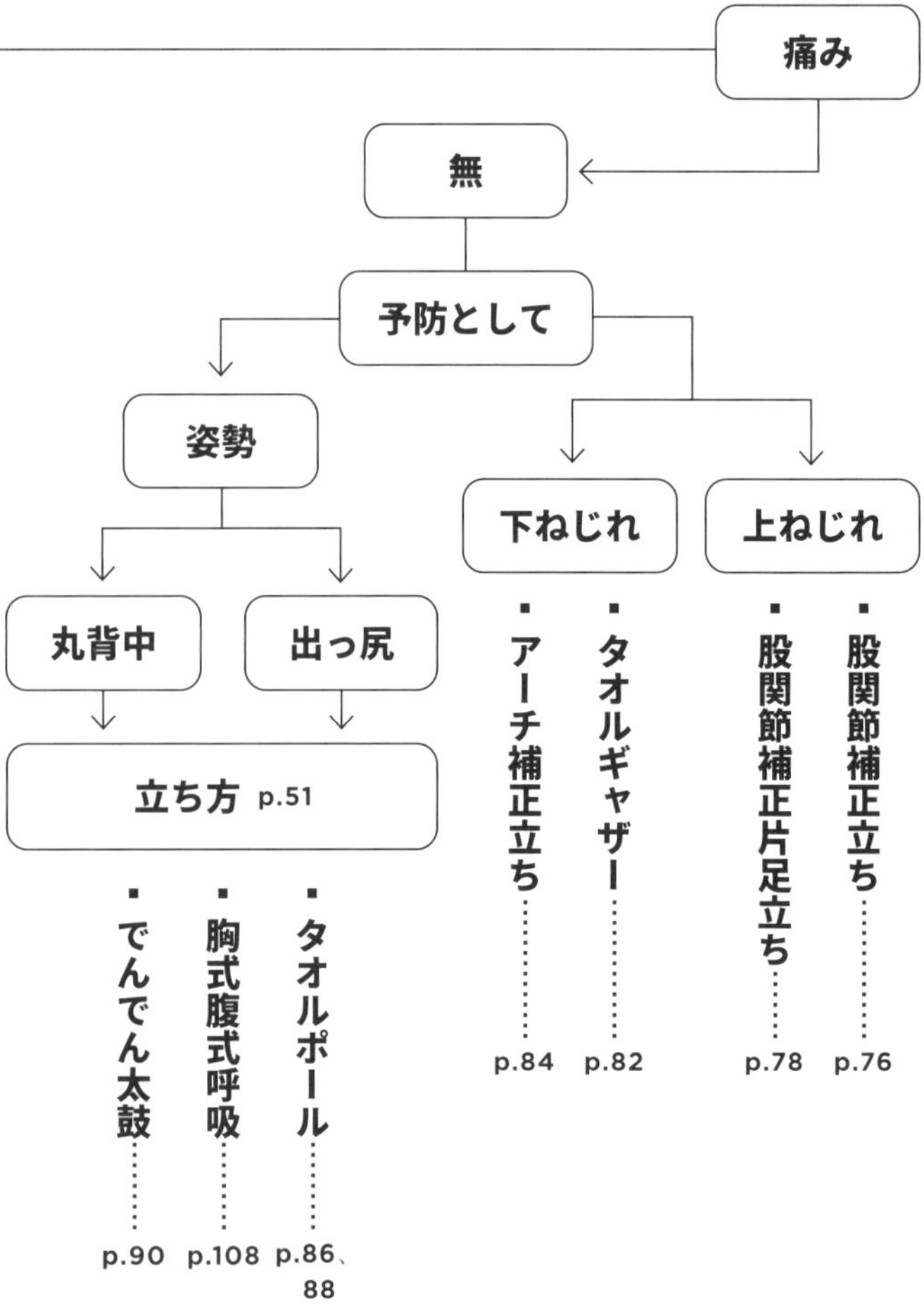
痛み
無
予防として
姿勢
下ねじれ
上ねじれ
丸背中
出っ尻
立ち方 p.51
・でんでん太鼓……p.90
・胸式腹式呼吸……p.108
・タオルポール……p.86、88
・アーチ補正立ち……p.84
・タオルギャザー……p.82
・股関節補正片足立ち……p.78
・股関節補正立ち……p.76

炎症がない、慢性的なひざの痛みには「ねじれひざ」のケアを！
①痛みの場所と関連するケアとねじれのケア、
それぞれ１つを選んで実践する
②余裕があれば好みのエクササイズを１つ追加してみる
③普段、思い出したときに姿勢を意識して正す
あれもこれもやるのではなく
２つくらいから、ラクな気持ちで続けよう！

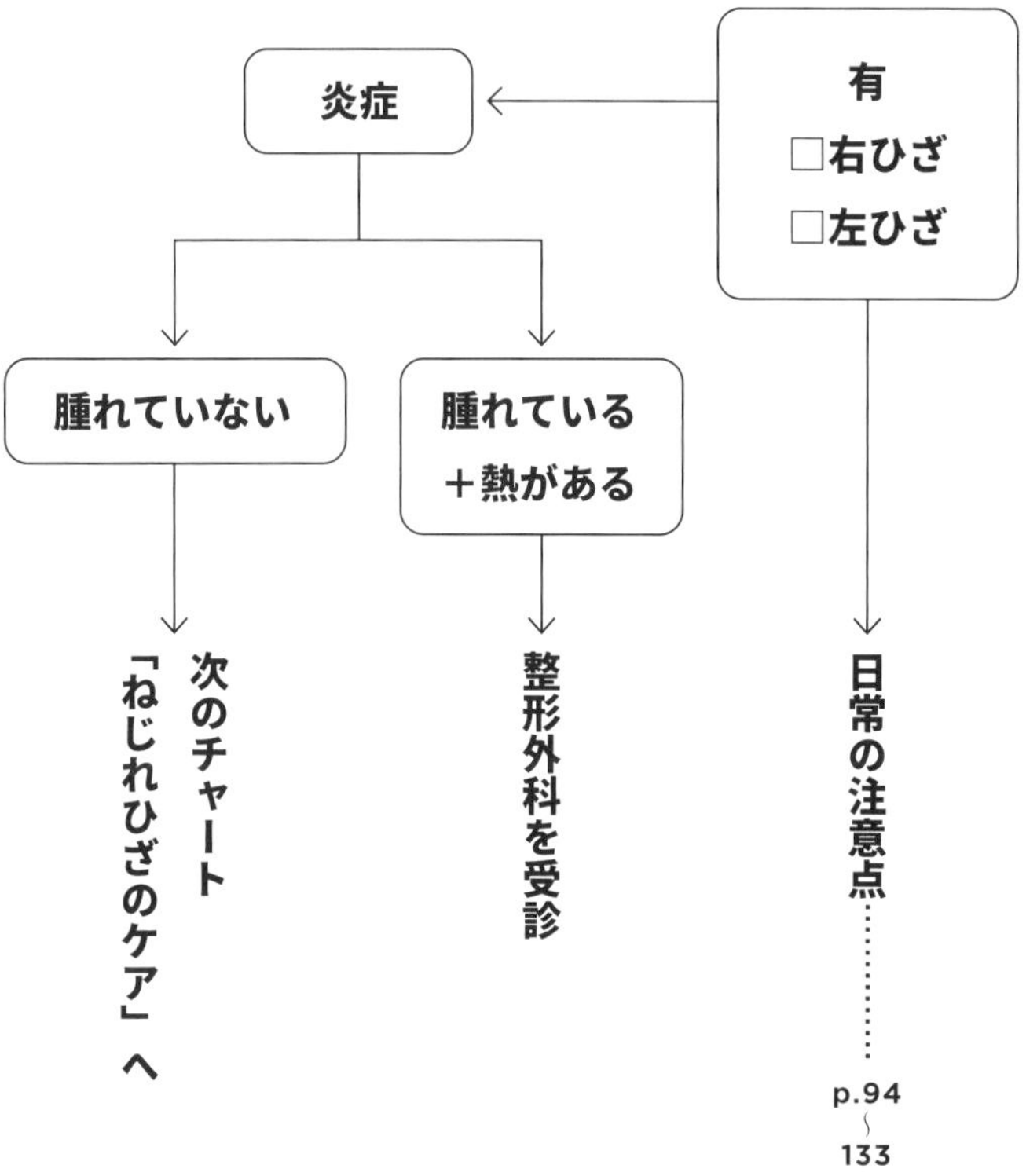

ねじれひざのケア

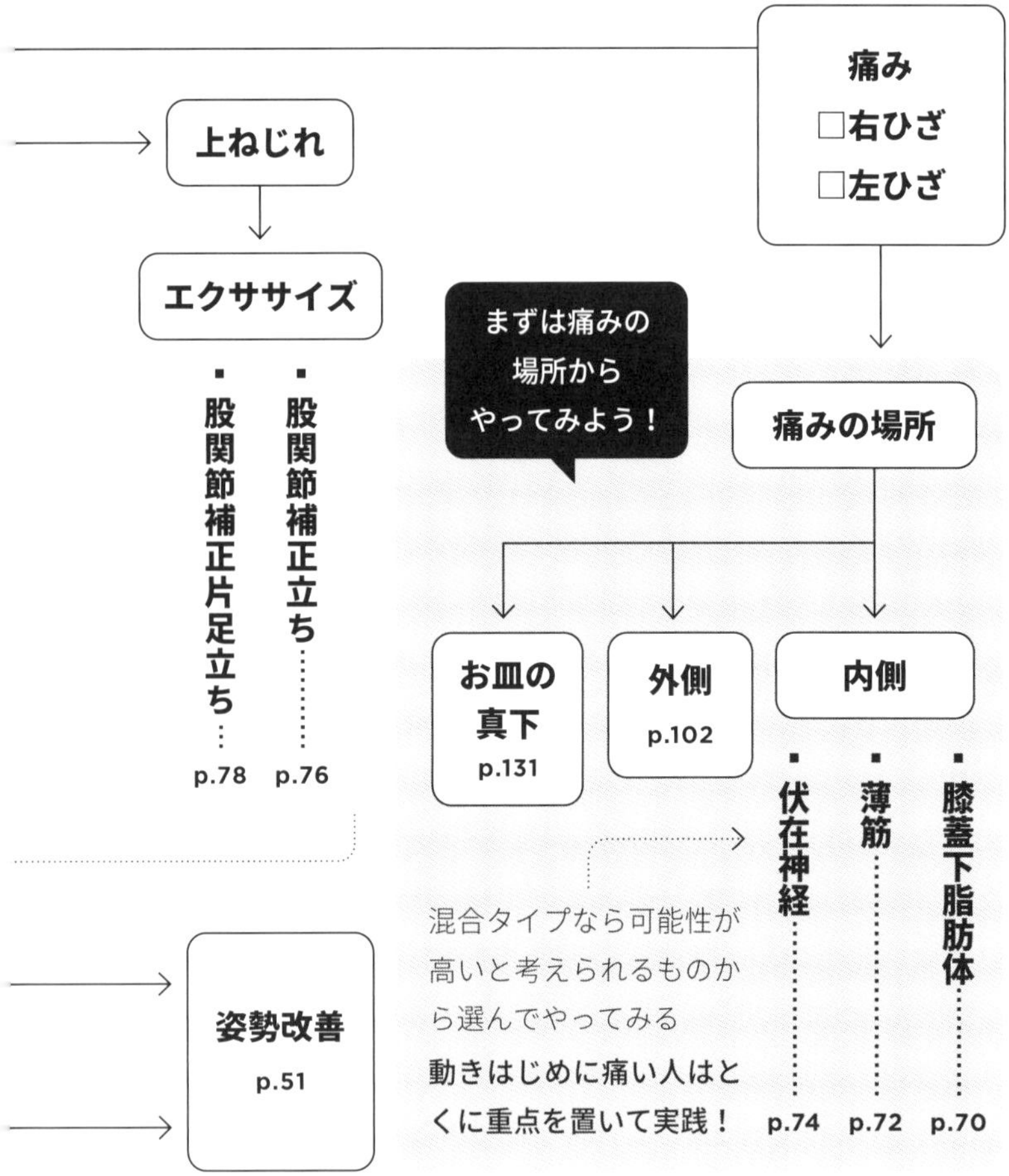
痛み
□右ひざ
□左ひざ
上ねじれ
エクササイズ
股関節補正片足立ち p.78
股関節補正立ち p.76
姿勢改善
p.51
まずは痛みの場所からやってみよう！
痛みの場所
お皿の真下
p.131
外側
p.102
内側
伏在神経 p.74
薄筋 p.72
膝蓋下脂肪体 p.70
混合タイプなら可能性が高いと考えられるものから選んでやってみる
動きはじめに痛い人はとくに重点を置いて実践！

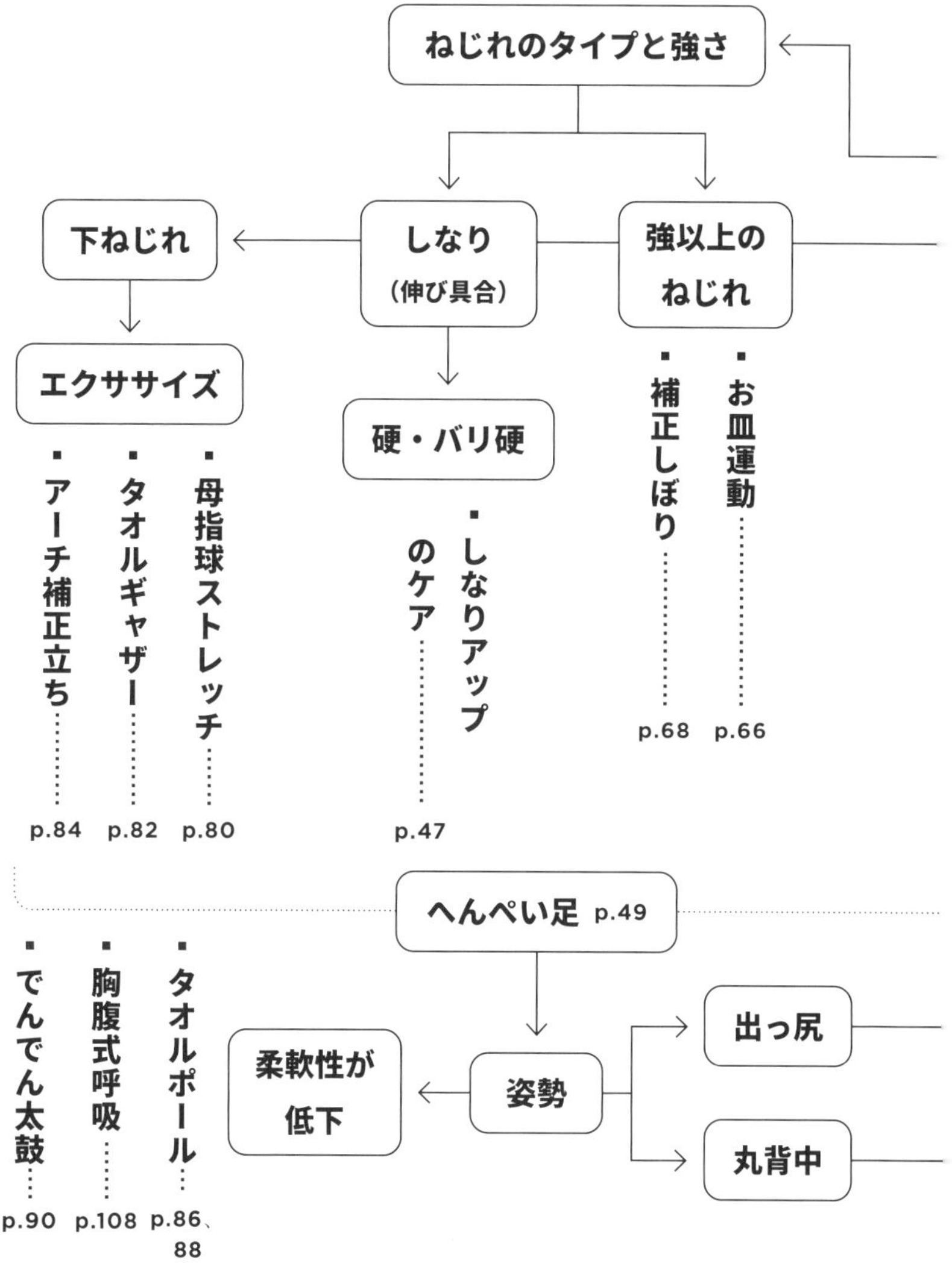
ねじれのタイプと強さ
下ねじれ
しなり
（伸び具合）
強以上の
ねじれ
エクササイズ
・母指球ストレッチ……p.80
・タオルギャザー……p.82
・アーチ補正立ち……p.84
硬・バリ硬
・しなりアップのケア……p.47
・お皿運動……p.66
・補正しぼり……p.68
へんぺい足 p.49
姿勢
柔軟性が低下
出っ尻
丸背中
・タオルポール……p.86、88
・胸腹式呼吸……p.108
・でんでん太鼓……p.90

Chapter

3

さっそうと歩けるひざをとり戻すひざトレ

自力で「ねじれひざの補正」

●セルフケアのこつ

いまのひざの状態は、何年もの年月の結果ではありますが、適切なセルフケアを行えば、思うより早くいい変化を感じることができることもあります。

施術院では施術の前・中・後に歩いてもらい、痛みなどトラブルの変化を感じてもらいながらその人にあったケア法を探していくので、「ひざのしなりをアップするケア」をしただけで歩行がラクになったという人や、「ねじれの補正しぼり」を施しただけで痛みが軽減したという人がよくいます。「何年も痛みは変わらなかったのに。魔法みたい」などと驚かれることもあります。

ただし、それはつかの間のこと。普段の生活に戻れば、体も戻ってしまいます。あっているケアを暮らしの中でむりなく続けることで痛みが軽減し、痛みを引き起こしていた根本的な問題が解消していくにつれ、本当に痛みがとれます。

そして痛くなくなって、活動が増えることで、柔軟性や筋力が増し、心身ともに充実するという「正の連鎖」が起こることが大切です。

ですから大事なことは、効果を確認しながら行い、むりせず、続けること。なのでこれから紹介するケア法をはじめから〝全部やる〟などとは思わないではじめてください。

効果とは、ケアしてすぐ痛みがラクになるなど、何かプラスの変化を感じることができるかどうかです！　実感がもてるケアこそ、いまとくに必要なセルフケアだと考えましょう。

具体的には一通りやってみて、「よさそう」「続きそう」というものを多くても2つ選んで、しばらく続けてみるのもOK。選ぶ際の参考にアイコンをつけておきますので、2章の最後に出したご自身の「結果まとめ」と照らしあわせてチョイスするのもいいでしょう。選びやすいように、チャートも用意しました。

なお、先にも述べたとおりひざの柔軟性が失われている場合はまずしなり改善のケアを行いながら、他のケアを行うのがより効果的です。47ページで紹介している「ひざのしなりをアップするケア」をすき間時間に続けながら、他のケアを行ってください。

本書で紹介しているケア法にむずかしいものや体を酷使するものはありません。「本当にこれだけでいいの?」と思う人もいるかもしれないぐらい、体に繊細なはたらきかけをするケアです。ですからとくに運動量を定めません(定めているものもあくまで目安です)。すき間時間に好きなだけ、何かしている最中に「ながらトレーニング」していただければと思います。

なお、発痛ポイントが混在している人は、「脂」「薄」「神」のアイコンがついているケアを好きなものから試してみて、効果的に感じるものを選択し、続けてみましょう。

痛みやねじれ、足のアーチの状態などに左右差がある場合は、トラブルのあるほうだけケアするのではなく、両足ともケアしてあげましょう。等分ではなくてもいいのでトラブルのないほうの足も同じストレッチやマッサージをすると、無意識にかけている負担をケアし、いい状態を保つ助けになります。

アイコン案内

アイコンは次のような意味で表示しています。

脂 **発痛ポイントが膝蓋下脂肪体の人**にとくにおすすめ	**薄** **発痛ポイントが薄筋の人**にとくにおすすめ	**神** **発痛ポイントが伏在神経の人**にとくにおすすめ	**歩** **歩きはじめが痛む人**にとくにおすすめ
後 **歩いた後に痛む人**にとくにおすすめ	**上** **上ねじれの人**にとくにおすすめ	**下** **下ねじれの人**にとくにおすすめ	**強** **ねじれの強さが「強」「最強」レベルの人**にとくにおすすめ
硬 **ひざのしなりが「硬い」「バリ硬」レベルの人、左右差がある人**にとくにおすすめ	**平** **アーチのない人**にとくにおすすめ	**尻** **出っ尻ぎみの人**にとくにおすすめ	**丸** **背中（胸）が丸い人**にとくにおすすめ

動画 QR コード

著者が実践している動画を見ることができます！

お皿運動

本来は上下左右に動く！

「お皿は動かせる」というと驚かれることもあるのですが、本来、上下左右に動かせるものです。しかし、ひざ関節の柔軟性が失われていると動かせません。指をそえて動かしましょう。この運動は「補正しぼり」や「膝蓋下脂肪体マッサージ」を行う前の準備体操として取り入れるのもお勧めです。お皿が動かない人はぜひ実践を！

手順

① **ケアするほうのひざのお皿に指をそえて、ひざの力を抜く**

② **リズミカルに上下に 10 回、左右に 10 回、繰り返してお皿を動かす**

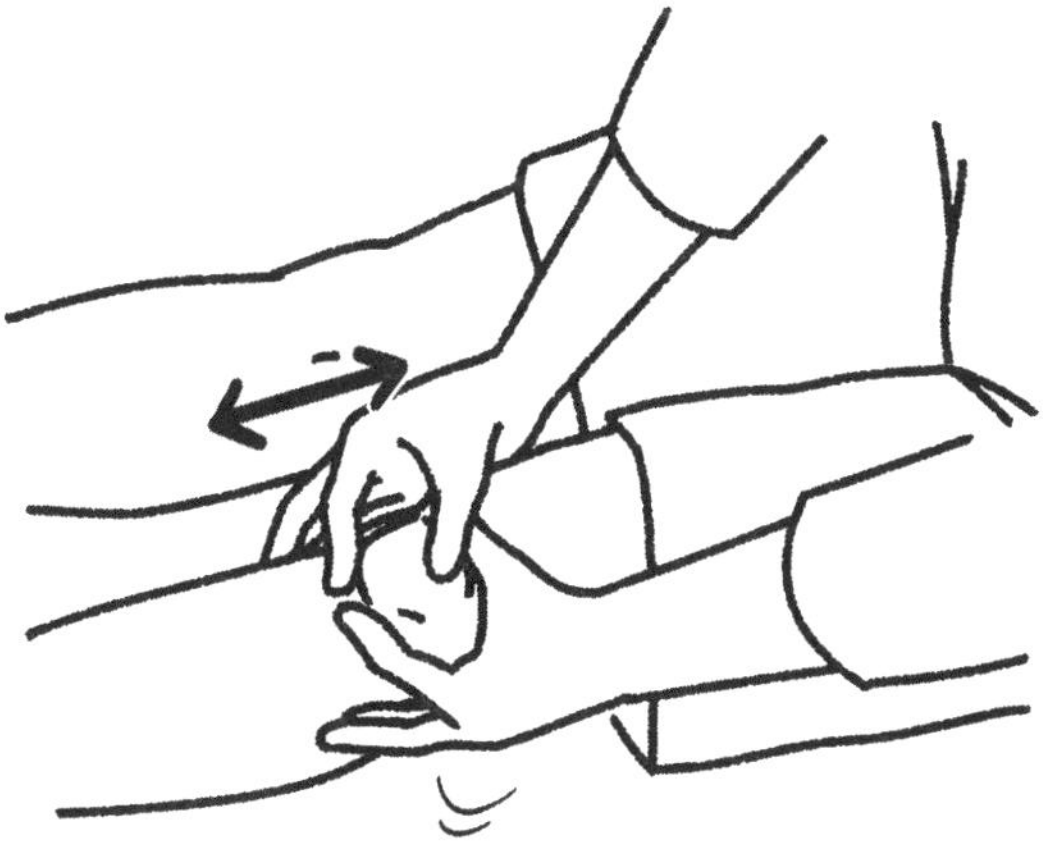

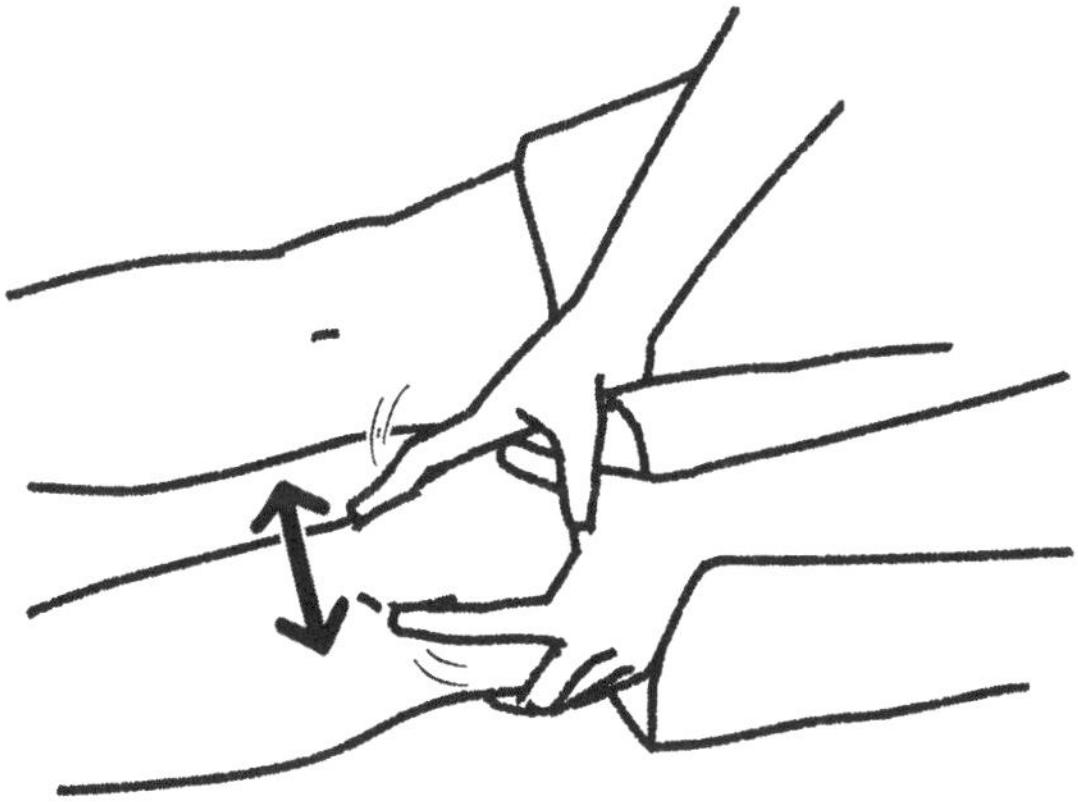

ねじれを正す「補正しぼり」

100均ゴム手が大活躍

ねじれを補正して動かし、体にねじれのない状態を思い出させてあげましょう。家庭にあるキッチン用のものでも、100円均一のお店で売っているDIY用でもかまわないので、すべりを防止するためのゴム手袋をして行います。

手順

① すべり防止のゴム手をしてひざの上下に手をそえる

＊右ひざをケアするときは右手をすね頭に置き、残りの指でふくらはぎをホールド、左手をお皿の10cm程度上に置き、残りの指で内ももをホールドする

＊左ひざをケアするときは左手をすね頭に置き、残りの指でふくらはぎをホールド、右手をお皿の10cm程度上に置き、残りの指で内ももをホールドする

② 雑巾をしぼるようにねじりを正す。こつはまずすね頭の位置をなるべくお皿の下・中央に寄せて手をロックし、お皿の上の皮膚をずらして左右の手がまっすぐな線上に並ぶようにしぼること

＊このときひざは軽く曲げておくとやりやすい

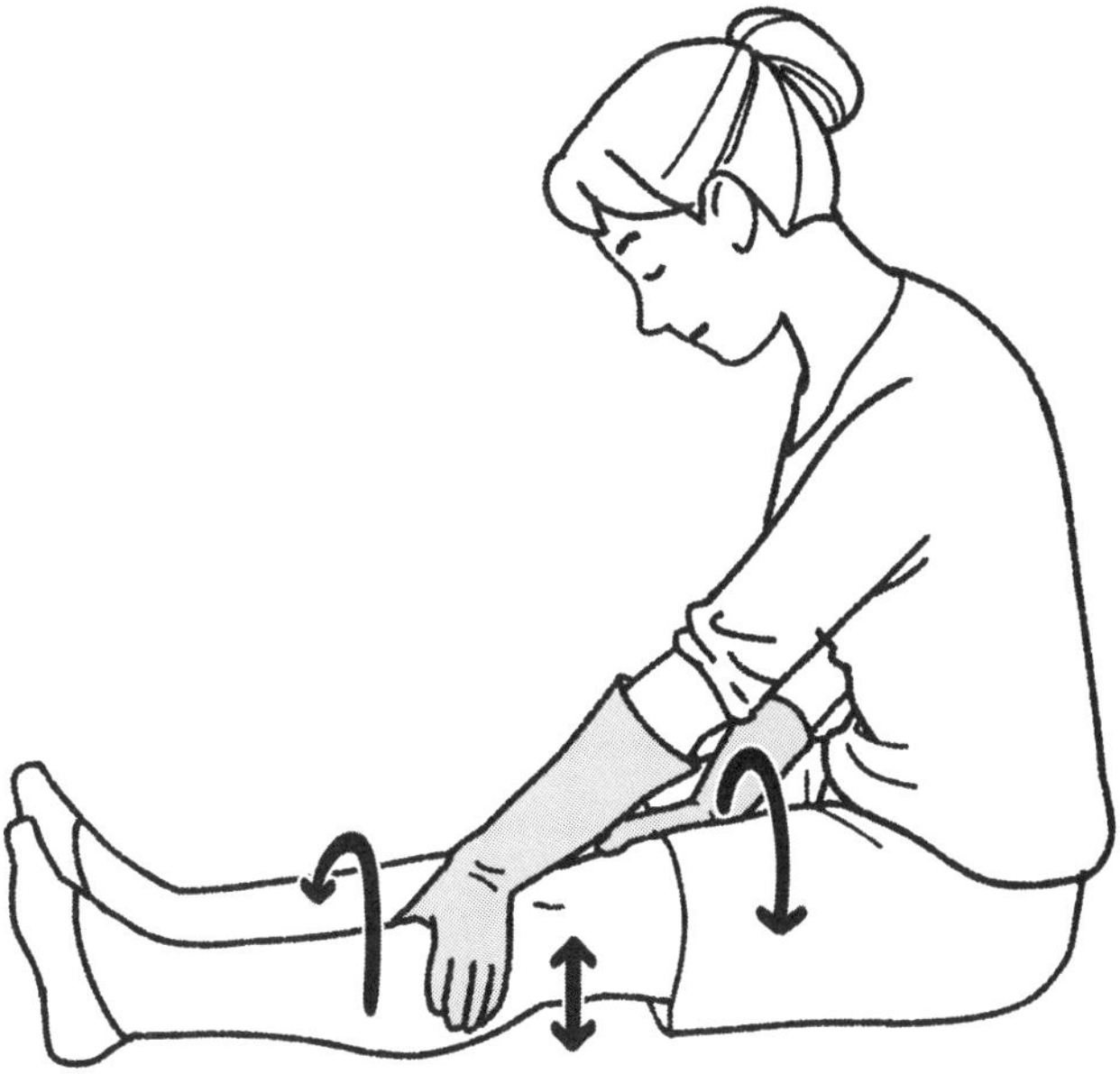

③ 補正した②の状態で軽く屈伸（上下の矢印）をリズミカルに10回連続で行う

④ リズミカルに行えたら、続いてひざを伸ばすときに太ももに力を入れながら10回屈伸する

⑤ 間にすこし休みながら、日に3セット×1回以上行う（むりは禁物！）

＊足をつかむ手の向きは親指内側でも、外側でもどちらでもOK

脂 歩 後

膝蓋下脂肪体マッサージ

もっとも痛みやすい部位をケア

膝蓋下脂肪体にはとても多くの神経が通り、それだけ痛みを発しやすい場所です。膝蓋下脂肪体はひざを伸ばすと出てきますが、ひざを曲げると奥にしまい込まれます。ですからケアは必ずひざを伸ばして行ってください。

手順

① ひざを伸ばして座る

② 発痛ポイント「膝蓋下脂肪体」のあたりに両手の親指をそえ、上から下にもむ（膝蓋下脂肪体をすね頭の上、膝蓋腱に流し込むイメージで！）

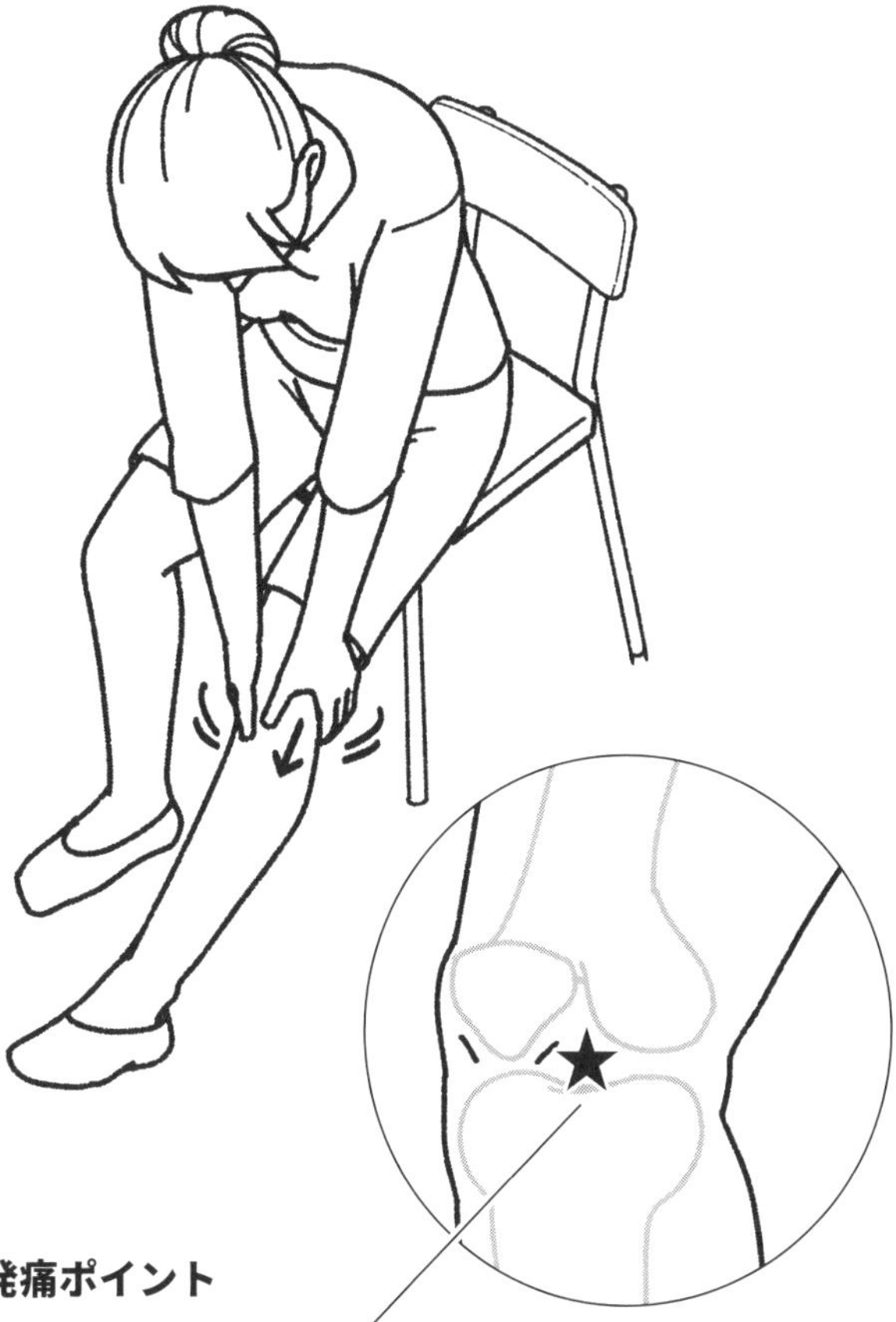

発痛ポイント

「膝蓋下脂肪体」

＊発痛ポイントを★で示しているが、膝蓋下脂肪体のエリア（P24）の外側などが痛い人は、痛む場所をマッサージしよう。痛みが改善する場合は毎日続けながら、補正しぼりを！

薄筋ストレッチ

こわばりをほぐす

薄筋はねじれによって過度に引っ張られるなどしてこわばり、痛みを発していることが多いので、そのこわばりをとってあげましょう。つま先の向きで動かす筋肉が変わってしまうので、その点はしっかり注意して行いましょう。

手順

① 台の上にひざを伸ばして足を置き、つま先を倒す
② 腰を左右に動かし、発痛ポイント「薄筋」の動きを感じながら、薄筋を伸ばしたりゆるめたりする

発痛ポイント
「薄筋」

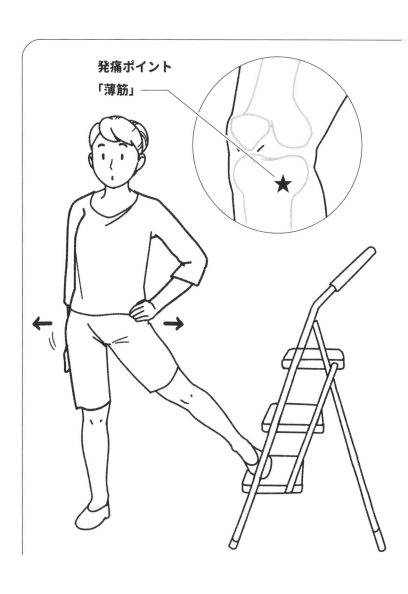

伏在神経（皮膚）ほぐし

ピリピリを緩和

伏在神経は太ももの筋肉の内側から出て、主にひざとすねの感覚をつかさどる神経です。ねじれはこの神経に間接的に負担をかけます。

この神経の痛みの特徴は「痛みの範囲が広い」こと。痛みの場所を聞かれると、指１本ではなく、手のひら全体で痛む場所を示す人が多いです。

この神経はひざのお皿から上 10 ㎝ほど離れた内ももの筋肉からひざの内側の皮膚に幅広く存在しているため、内もも神経を狙って皮膚やその下にある筋膜をしっかりマッサージすることが大切です。マッサージ中は痛みを伴うことを覚悟してください。手を放した瞬間に痛みは消えますので、ひざを動かしてみて、痛みが改善していたら毎日続けましょう！

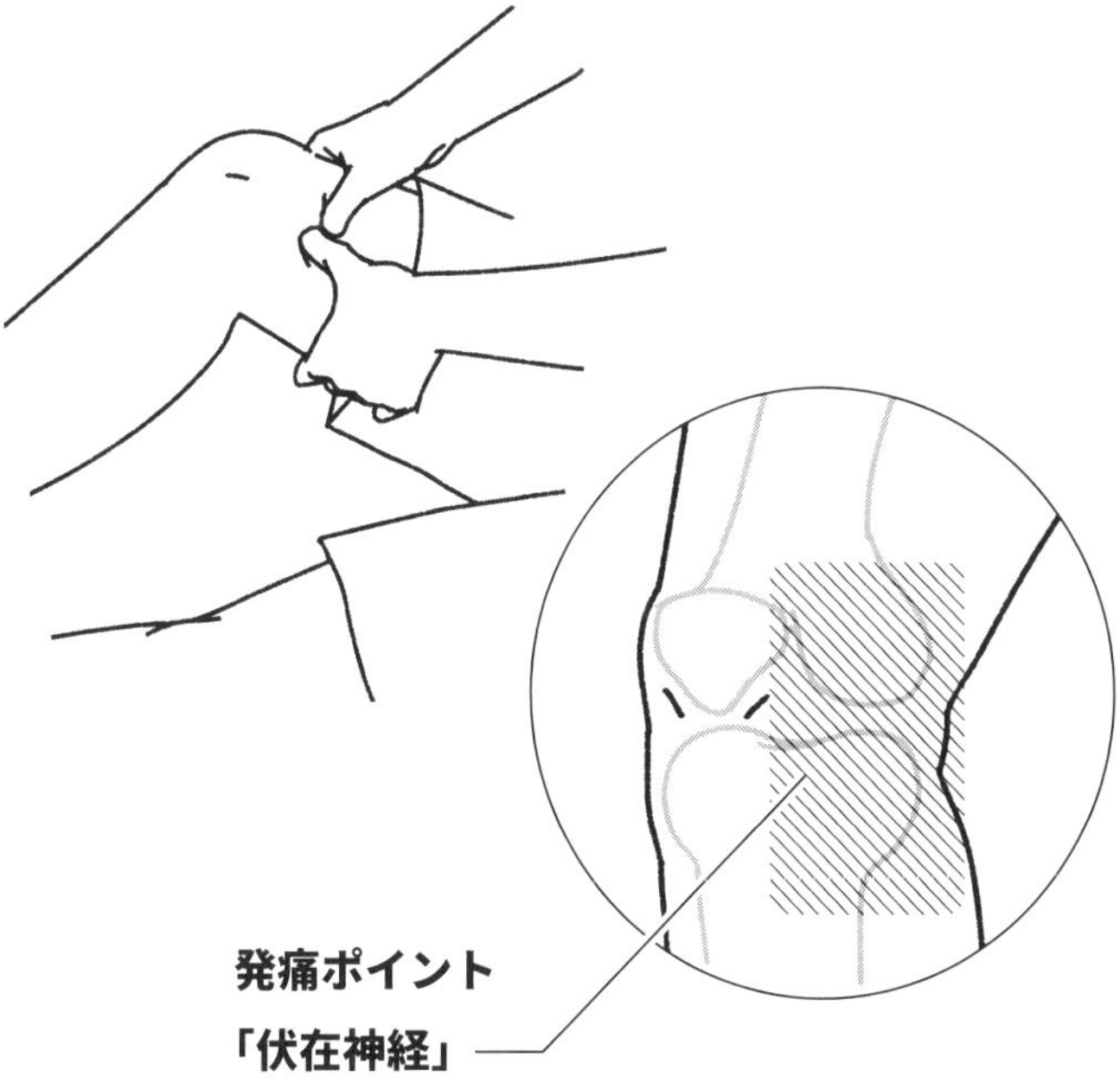

手順

① 発痛ポイント「伏在神経」(お皿よりこぶし１つ分上の内側あたり)の皮膚をおさえて前後、左右にマッサージを行う
② 次に皮膚をつまみながら同じように前後、左右にマッサージを行う

＊手がすべるときはゴム手袋をして行う

股関節補正立ち

電車の中でこっそり補正も

上ねじれを補正して立つことが、上ねじれのケアになります。上ねじれさんは「エレベーターや電車を待つ」「レジの列に並ぶ」など暮らしの中で静止して立っているとき、この立位を意識！　人前でも補正のストレッチをしているとは気づかれません。

手順

① はじめて行うときは鏡の前で立つ

② かかとを近づけ、つま先は少し開く。みぞおちを下げるように一旦、軽くひざを曲げてすこし沈み、お皿を外に向ける

③ みぞおちを上げるようにひざを伸ばし、ひざの内側をくっつける

＊下からフワッと吹いてきた風にのるようなイメージで、やさしい力でひざを伸ばす

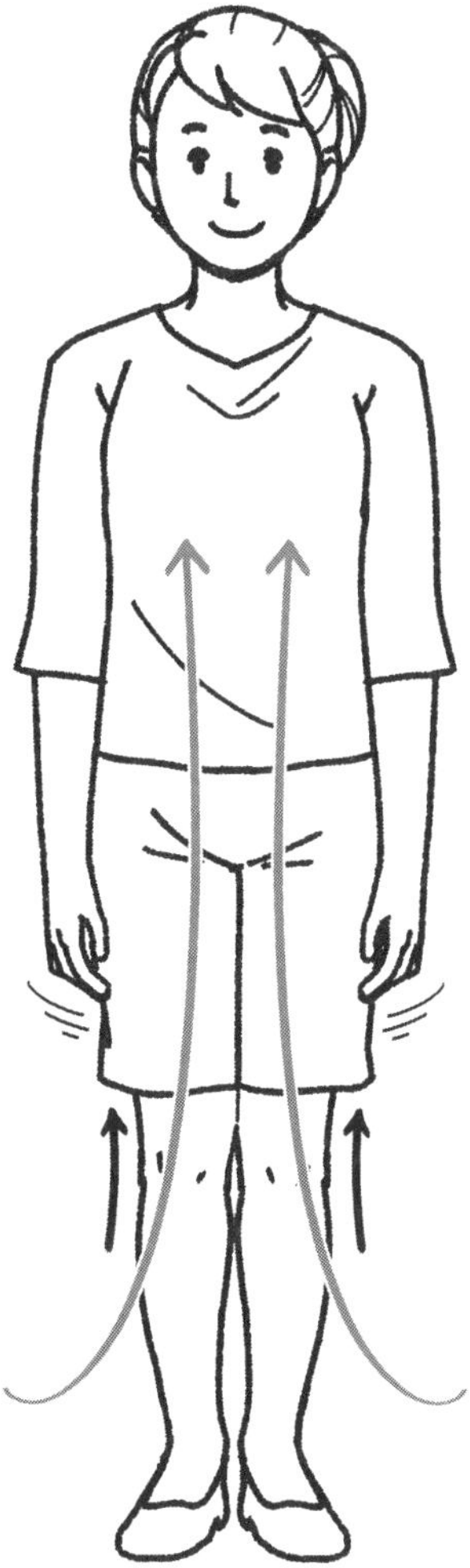

上 後 平 尻

股関節補正片足立ち

「股関節補正立ち」からステップ UP

前項の「股関節補正立ち」がラクに1分以上できる（お尻にあまり力を入れなくても立っていられる）ようになったら、立位（お皿が外に向いた状態）を保ったまま、ステップアップの動きに挑戦しましょう。

手順

① 股関節補正立ちをする

② **お皿が外に向き、ひざの内側がくっついた状態を保ったままのイメージで、痛みがないほうの足を後ろにすこし上げる**

＊ふらつく場合は、椅子の背やテーブルなどにつかまりながらバランスをとる

＊上ねじれが強い人ほどお皿が内に向こうとする。最小限の力でお皿が動かないように意識して、立っていられるように練習する

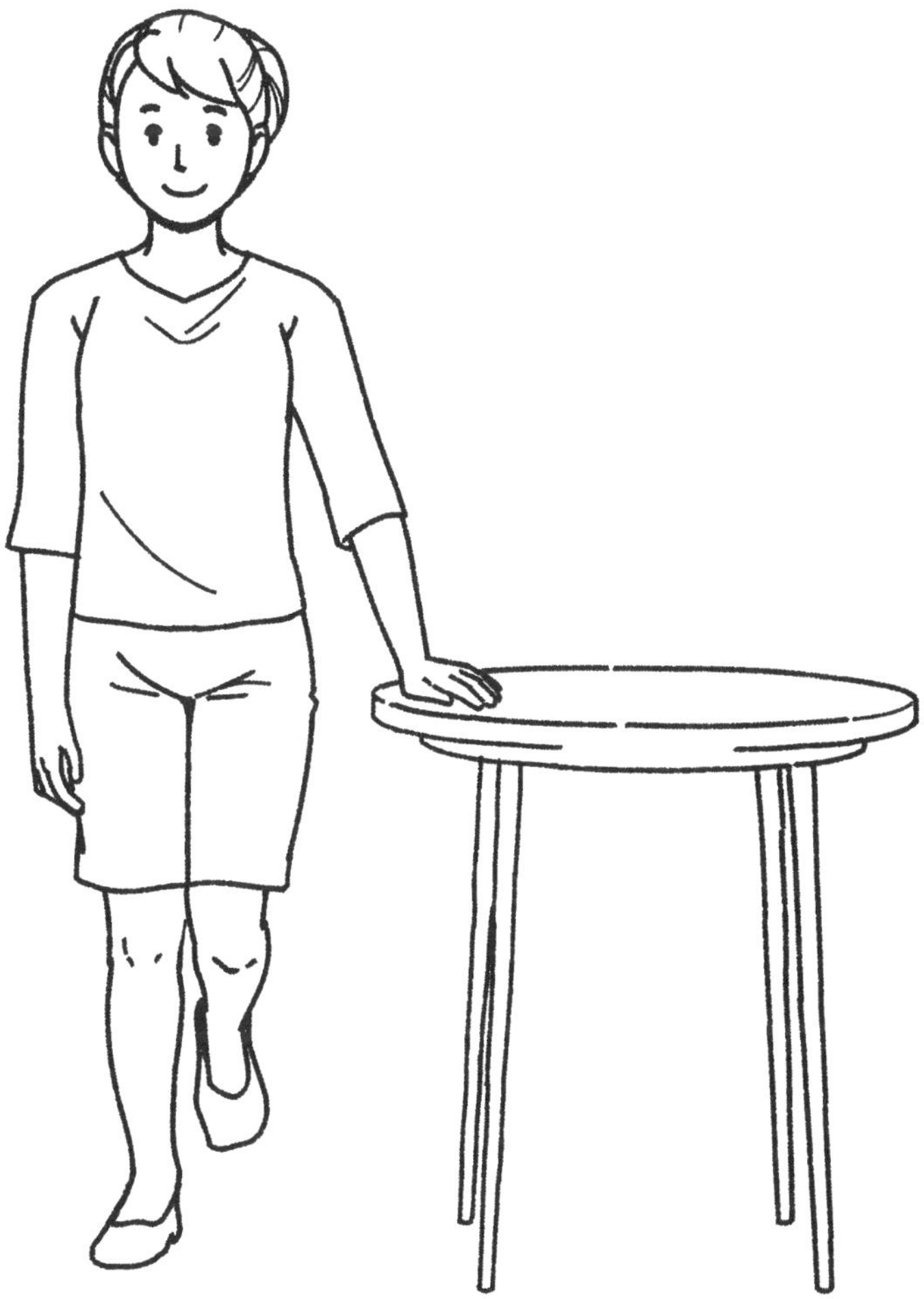

下 平 後

母指球ストレッチ

足指の機能をとり戻す

下ねじれさんはへんぺい足で、アーチとねじれが相互に負の影響を与えあい、足指が上手に使えなくなり、スムーズな歩行を妨げていることが多いです。逆に足指の機能をとり戻すことで、アーチづくりと歩行にいい影響が出ます。

手順

① 座った状態で、手を足の指にかける

＊手の母指球（親指の下のふくらみ）を足の親指にあわせ、足の母指球に指をかける。腕はひざの内側、つま先は内向きに

② 体重を後ろにかけ、足指を引き寄せる（足裏やふくらはぎの外側の筋肉が伸びているのを感じて！）

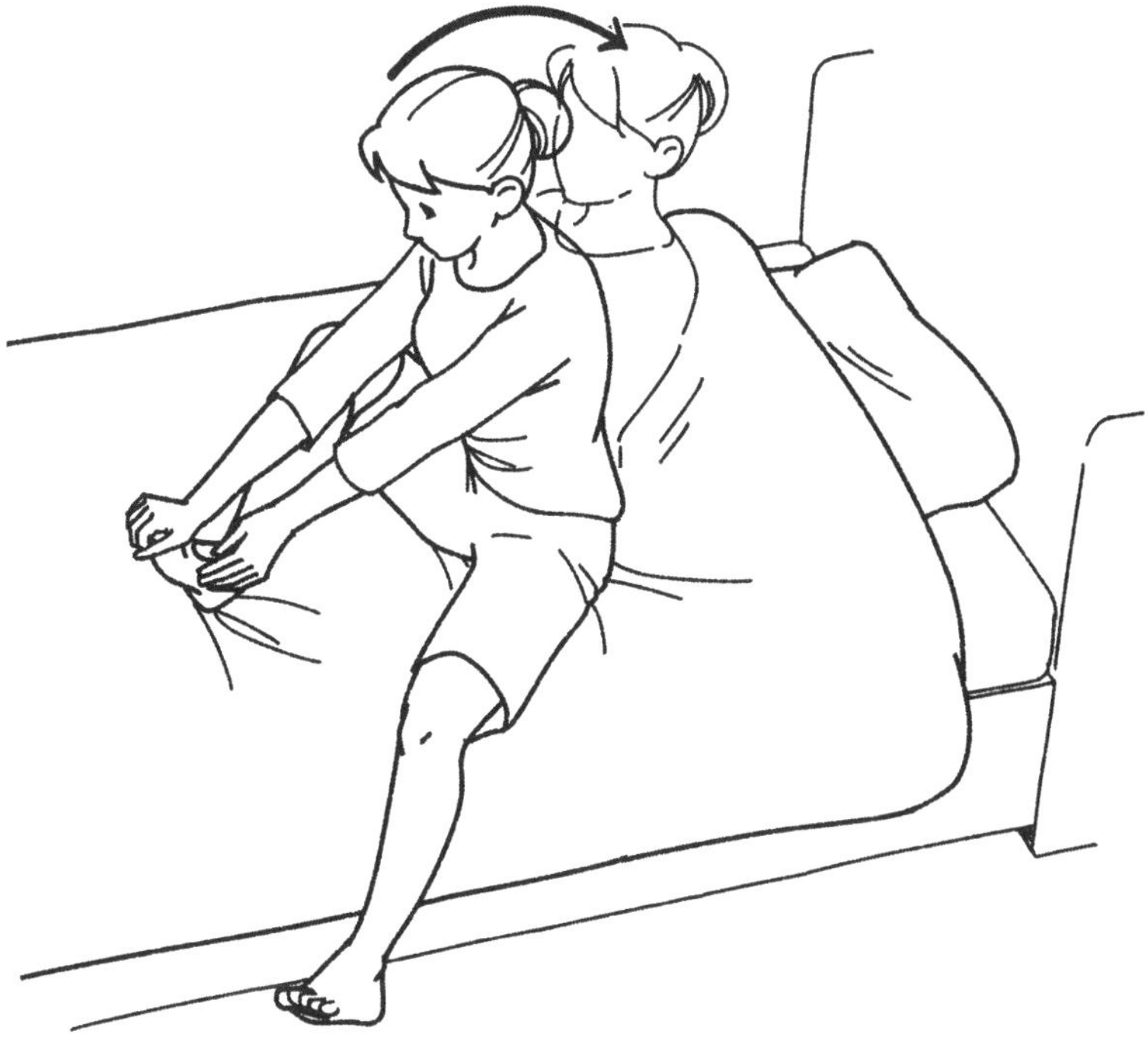

タオルギャザー

「母指球ストレッチ」からステップUP

前項の「母指球ストレッチ」に続き、足指の機能をさらにアップするための運動をしましょう。すべりのいい床で、心の中でイチ、ニ……と拍子をとり、リズミカルに行うことが大切です。好きな音楽のリズムにあわせてやると楽しく運動できます。

手順

① すべりのいい床の上に座り、前に敷いたタオルの端に足をのせる
② 足指を使ってタオルをたぐり寄せる（左右の足で交互にトントン、リズミカルに！）

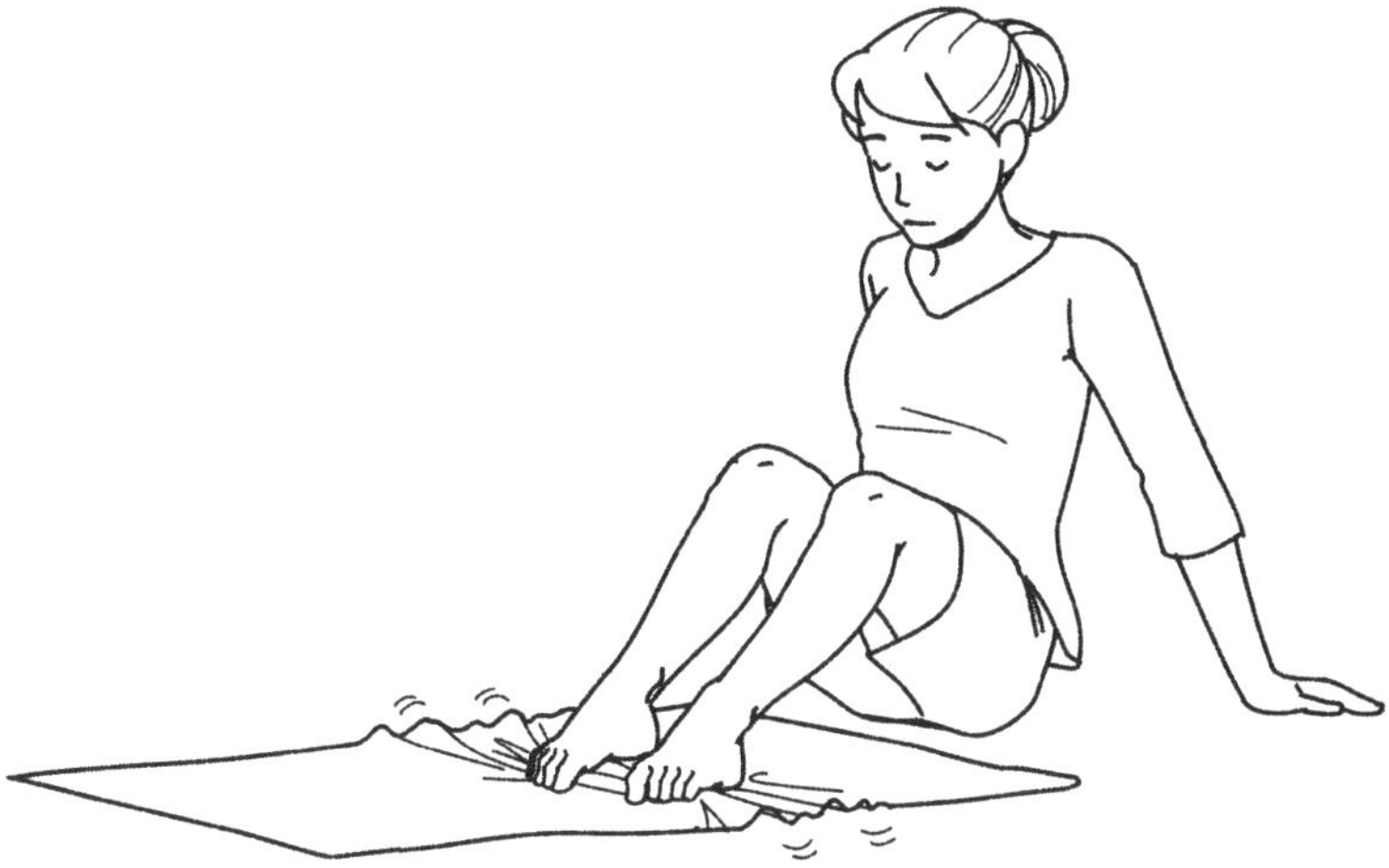

アーチ補正立ち

アーチをつくる

アーチはとくに下ねじれと関係していますが、元来、日本人はへんぺい足が多いとされることもあり、上ねじれの人にも見られます。

この立ち方を体で覚えると、台がなくても立位がとれるようになり、アーチづくりができていきます。

手順

① 高さ 1cm 程度の台になる物を 2 つ用意して、適当な間隔を空けて床に置く

② 足の人差し指とかかとの中央が台の内側ふちに乗るようにして、台の上に立つ

③「5 分以上ラクに立っていられる」を目標に！

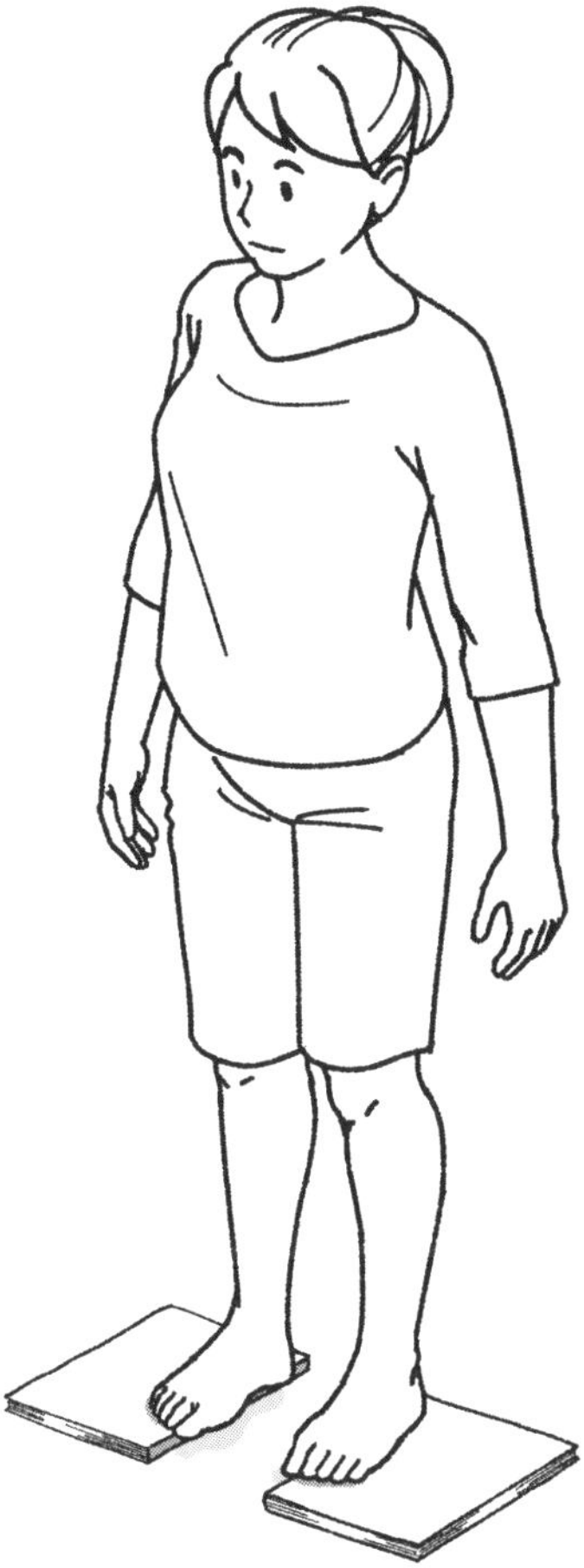

尻 上 下

腰を伸ばすタオルポールのり

気持ちよく伸びる

姿勢の崩れが大きいとねじれやひざのしなり、アーチなどに悪影響を及ぼすので、姿勢タイプ別に補正のストレッチをしましょう。

出っ尻タイプさんは自然な背のカーブに戻し、気持ちよく伸びて姿勢を整えます。息を止めないように注意を。

手順

① 大きめのバスタオル 2 枚を巻いてポール状にする

＊ポール状にして輪ゴムで止めて置いておくと便利

② 床にタテにタオルポールを置き、その上に乗るように寝る

＊ひざを曲げて立ててもOK

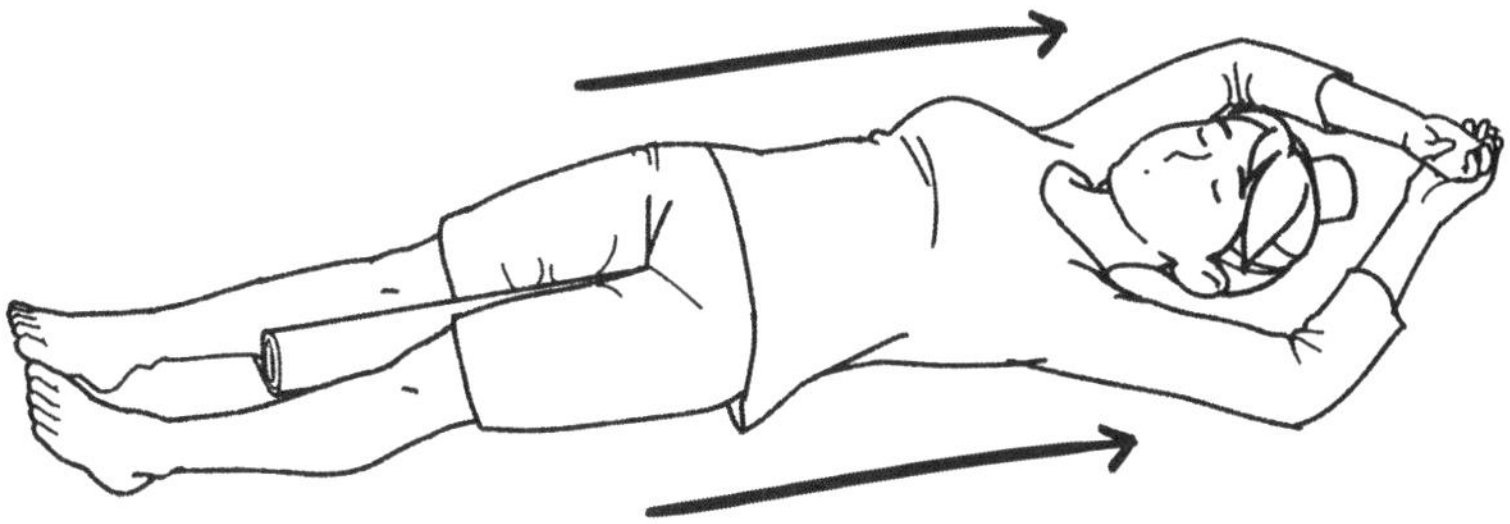

③ みぞおちを引き上げるイメージで姿勢を整え、両手を組んで頭上なるべく遠くに伸ばす

＊鼻から息を吸って手を伸ばし、口から息をゆっくり吐いて戻す。１分以上行い、体が伸びた感じがしたら終了

＊腰痛がある人は、最後にひざを立て、お尻を軽く上げながら両手を膝に近づける腹筋運動を５回追加！

丸 上 下

胸を伸ばすタオルポールのり

胸の関節をゆるめる

背中（胸）が丸まっていると深い呼吸ができず、全身がこわばります（詳しくは P102）。胸を開き、胸の関節をゆるめるストレッチを！　とくにお腹だけでなく肺にも空気を入れるイメージで自然に呼吸しながら、呼吸のリズムにあわせて腕を上下しましょう。

手順

① 大きめのバスタオル 2 枚を巻いてポール状にする

＊ポール状にして輪ゴムで止めて置いておくと便利

② 床にタテにタオルポールを置き、その上に乗るように寝る

＊ひざを曲げて立ててもOK

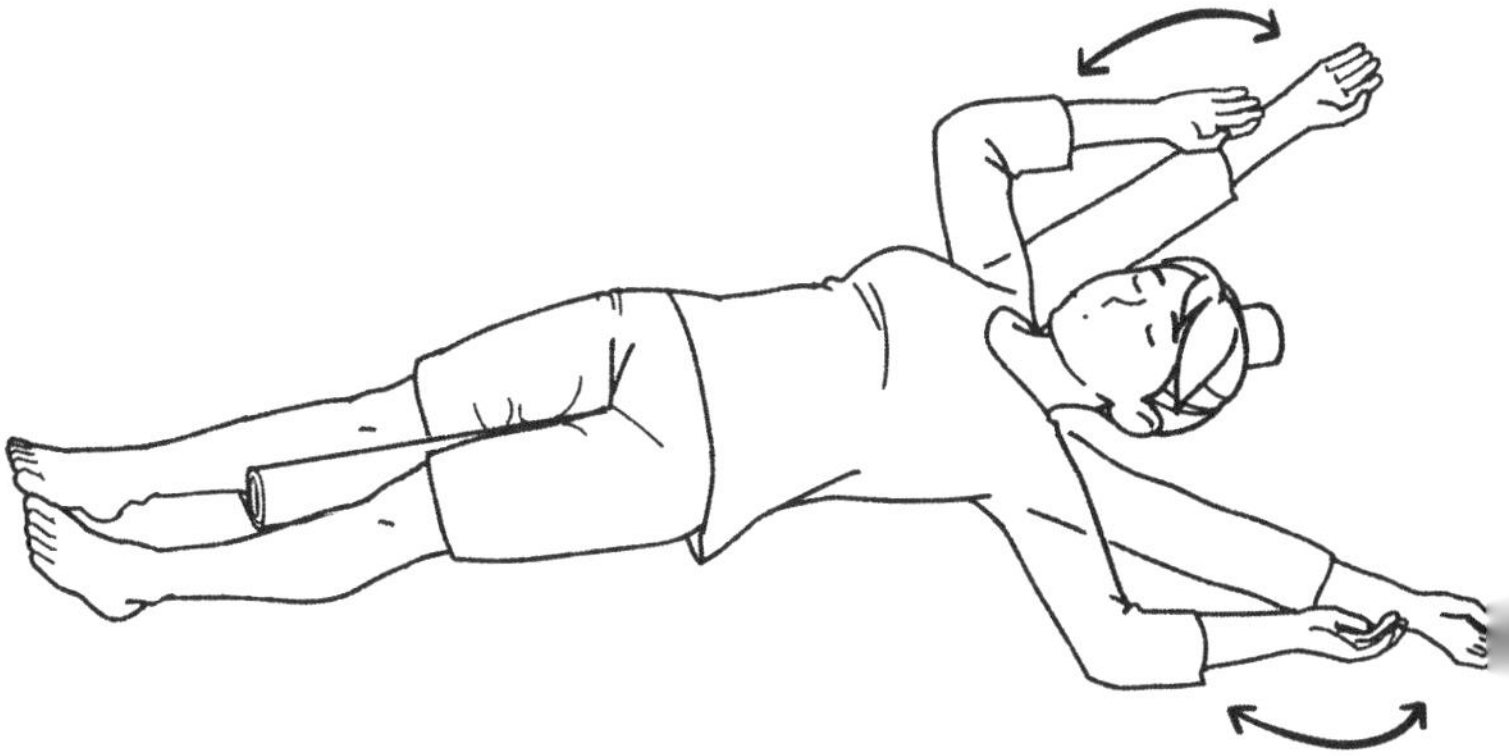

③ カニのポーズをして、そのまま腕を上下する

＊鼻から息を吸って手を伸ばし、口から息をゆっくり吐いて戻す。１分以上行い、体が伸びた感じがしたら終了

＊腰痛がある人は、最後にひざを立て、お尻を軽く上げながら両手を膝に近づける腹筋運動を５回追加！

でんでん太鼓体操

こわばり・左右差改善

ねじれや痛みがあると無意識に体に余計な力が入っている状態が続き、偏り（左右差）につながります。適度な緊張で立ち、動けるように、体操でこわばりや左右左を解消していきましょう。柔軟になるほど高い位置で太鼓が鳴らせるようになります。

手順

① 立位をとり、姿勢を整える（骨盤の上に頭がのっているイメージで）

② 頭とおへそは動かさないように気をつけながら、肩を動かして体に巻きつけるように腕を振り、手が体に着くとき太鼓を鳴らすように手で体を打つ。徐々に手が着く位置を上げていく

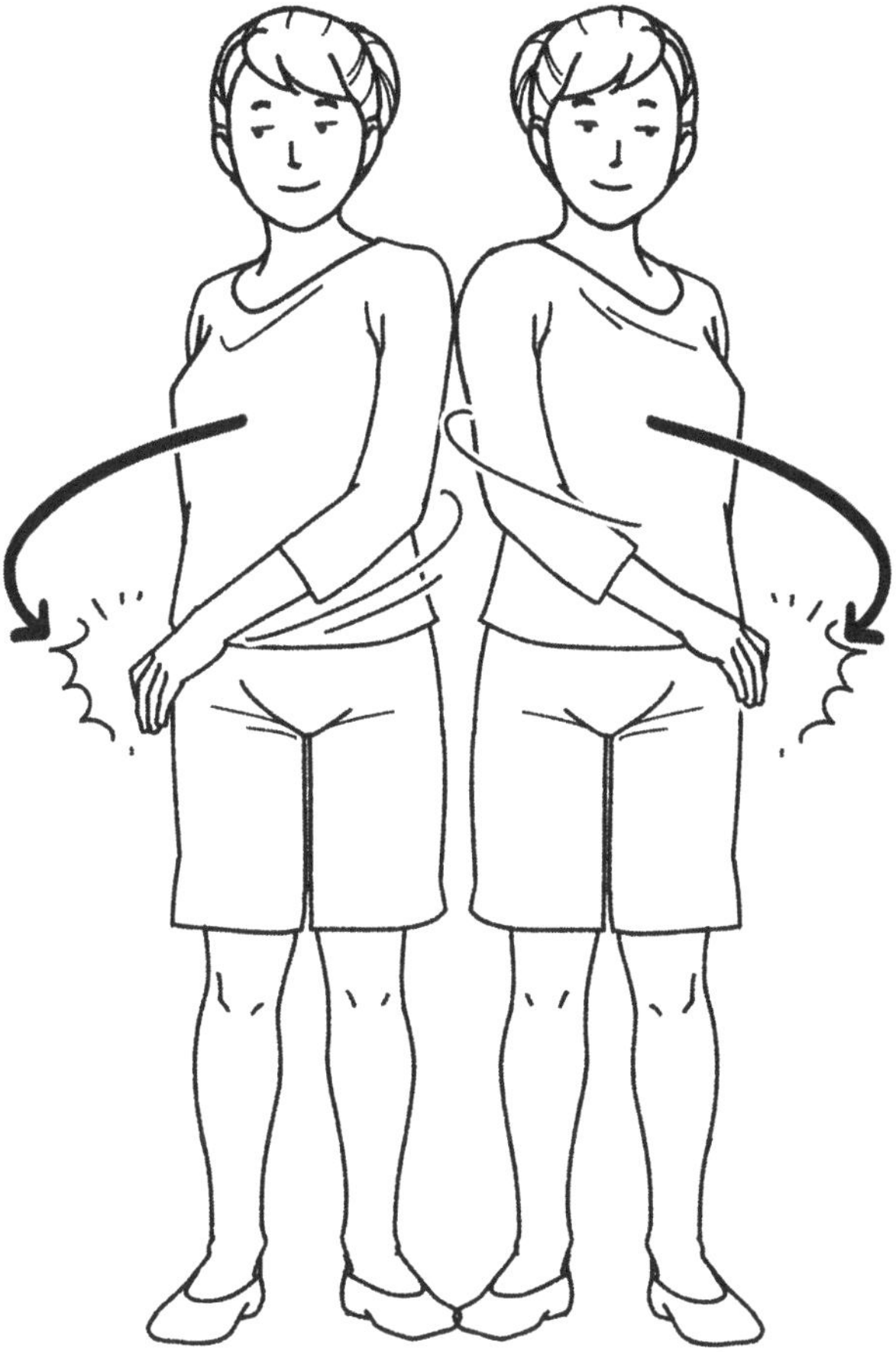

Chapter

4

ひざを守る日々の暮らし方

ひざのための太もも強化術

●続けられる筋トレ

これまでの章では痛みを引き起こす「ひざから足首まで（下腿）」のねじれを中心に焦点をあててきました。年齢ひざの痛みや、医師から運動を勧められている時期の慢性的な痛みは運動で改善することが多いので、セルフケアでいくらかでも痛みがやわらぎ、柔軟性が戻ってきたら、筋トレやウォーキングを行い、活動を増やして、痛みを解消したいもの。この章では運動や生活で気をつけるとよいことをまとめます。

はじめに太ももの筋肉・筋力をアップする筋トレについて。変形性膝関節症の初期に保存的療法をしている人の多くが「太ももの筋肉をつけましょう」と指導されるものの、できなかったり、続けられなかったりして困っています。

痛みのためにできない人を除くと、たいていはハードなスクワットなどを想像したり、やってみたりして「できない」「続かない」となってしまうようですが、手軽にでき、続けやすい方法もあるので、まずそれを覚えましょう。ただしこの運動はひざのお皿が動かないとできません。動かない人は66ページの「お皿運動」からはじめてください。

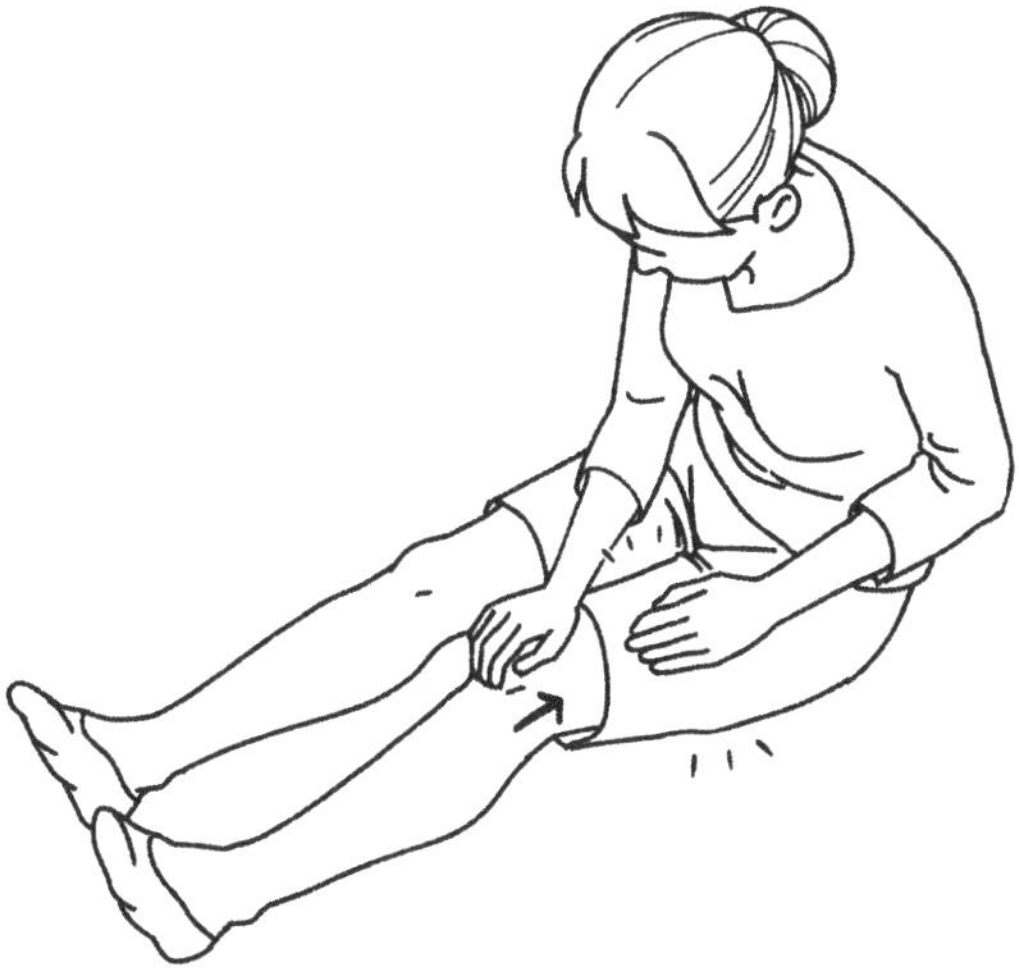

脂 薄 神 歩 後
上 下 強 硬

● **太ももの筋トレの手順**

① ひざを伸ばして座る（椅子の場合は足を置く台を用意）
② ひざの力を抜き、お皿の上に手をあてる（つま先はやや内側向きに）
③ ひざの力を入れる（お皿が上がる）、力を抜く（お皿が下がる）を繰り返し、お皿の動きを確認
④ お皿の動きを感じながら、お皿が上がるときに手でもお皿を引き上げる

さっそうと歩くこつ

● 気持ちよく、ラクに歩こう

手軽な全身運動のウォーキングを楽しく続けるために、いくつかこつがあるので、参考にしてください。ラクに歩けるひざを守り続けるために、ぜひとも気をつけていただきたいことをまとめます。

①フォームにとらわれない

第一に、一般的にいわれているフォームなどにとらわれすぎないことが大切です。「かかとから着地し、体重移動して、親指で地面を蹴り……」などと考えながら歩いていると、心身の緊張が強くなり、ぎくしゃくしてしまうでしょう。

リハビリでそのような指導をすると、意識がじゃまをして、偏りが強い歩き方になる人が多いです。それは運動効果やけが予防などの点から考えてもよくないし、そんな風に歩いても、楽しくありません。余計な緊張をせず、普段通り歩きましょう。

②推進力を高める腕振り

フォームにとらわれないといっても、さっそうと歩きたいから、普段の歩き方を見直したいと考えるなら、軽く腕を振ってみましょう。

どのような振り方でもいいので、左右交互に腕を振ることで、前に進む力がアップし、いつも以上にさっそうと歩けます。

両手を空けるためにおしゃれなウエストポーチやリュックなどを新調して、荷物はそれにまとめて歩きに出かけましょう。

③心の中でリズムを刻む

もうひとつ、心の中で「イチ、ニ、イチ、ニ……」とリズムを刻みながら歩くと、推進力が高まり、気分も上がります。

おひさまの光、そよぐ風、季節の花、町のうつろいなど、歩いている自分をとり囲む〝ワンダーランド〟を楽しみながら歩みを進めていきましょう。

好きな音楽をイヤホンなどで聞きながら歩くのもリズミカルに歩きやすくなります。ただし、周囲の物音が聞こえないのは危ないので、音量は控えめに。

なお日本は「健康日本21（第二次）」という施策で、年齢・性別にかかわらず1日約1500歩の歩数増（＝1日約15分の身体活動の増加）を推奨しています。

この「1日1500歩増」や「15分増」という数値は、「感染症以外の病気（NCDs）になるリスクと死亡するリスクの低減」や「血圧1・5mmHg減少」など疫学研究に基づく根拠があって出されているものですし、多忙な人でもむりなく目標にできそうな希望がもてる数字だと思いますが、いかがでしょうか？

何か目標があったほうが続く場合もあると思います。そんな場合、「1日1500歩増」や「15分増」はちょうどいいかもしれません。

ちなみに、健康日本21（第二次）で目標として示されている1日の歩数は表のとおりです。ただし日によってコンディションや天候が異なるのですから、これをクリアすることに躍起になる必要はありません。目安として頭の隅に置いておき、歩数以上に「ラクに楽しく歩ける」「歩き続ける」を大切に考えましょう。

年齢	健康日本21（第二次）で目標とされている歩数	
64歳未満の成人	男性	9000歩
	女性	8500歩
65歳以上	男性	7000歩
	女性	6000歩

●ガムテでねじれ補正

まだ歩くことで痛みが出る不安が残っているなら、ひとつ試してみるとラクに歩ける可能性がある即席ケア法をご紹介しておきます。

即席すぎて「これで効果があるの?」と疑念をもたれるかもしれませんが、ものは試し、あえばラッキーと思ってやってみましょう。

ご家庭にあるガムテープを靴下の上からかかとに貼るだけです。歩くときに履く靴の中敷がとり出せるなら、その裏に貼ってもOKです。

この結果については一概にいえませんが、たった数ミリの補正でも、格段に歩行がラクになる人がいるので試してみる価値はあります。

このほかにも「ラクに歩ける」工夫をご自身でもぜひ考えてみてください。

何がラクかは個人差が大きいので、自分で工夫をしてみることはとても大切で、自分の体と向きあって工夫するほど、その感性は磨かれると思います。

こんな身支度がラクだった、この道が歩きやすい、等々。ラクに歩けたら何がよかったかふり返り、その後のウォーキングにぜひ活かしましょう。

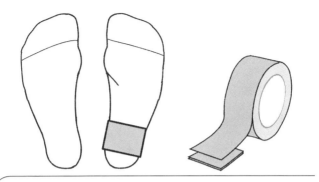

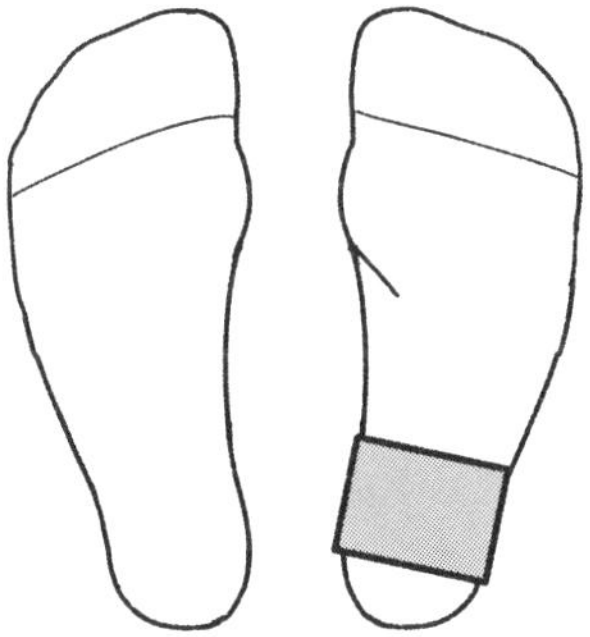

● 即席インソール

- ガムテを用意し、5cm幅×6枚に切っておく
- 5cm幅のガムテ2枚をそれぞれ重ね、3セットにする
- はじめに痛みがあるほうの足のかかとにだけ重ねたガムテ1セットを貼り、すこし歩いてみる①
  ＊必ずひざが痛むほうの足から試す！
- 次に、ガムテを外し、反対の足のかかとに貼りなおして歩いてみる②
- ①と②、どちらがラクかをジャッジし、ラクと感じる方の足のかかとにもう1セット追加して貼って歩いてみる③
- よりラクな感じがした場合は、さらに追加して貼って歩いてみる④
- ①②③④の中でもっともラクと感じる高さを選択する
- 追加すると歩きにくくなると感じた場合は外し、①または②に戻す
- 最後にガムテをすべて外して歩いてみる。歩きにくくなった場合は、ガムテが有効な可能性が高いので、普段履くスリッパや靴のかかとに貼って歩く

ひざを守る呼吸をマスター

●ひざ痛と浅い呼吸の関係

ひざに限らず、体の各所にある関節に慢性的な痛みが生じている人のケアに携わっていると、多くの人が「呼吸が浅くなっている」と感じます。ぜひ痛みと呼吸の関係を理解し、臨機応変に深い呼吸ができるように練習していきましょう。

〝深い呼吸〟というと、「腹式呼吸の話だろう」と見当をつけた人がいるかもしれません。健康づくりによい呼吸法として腹式呼吸が知られていますから、そう考えるのも当然ですが、ここは腹式だけでなく「胸式呼吸」も大切、という話になります。

なぜ深い呼吸として「胸式呼吸」が大切か、その理由を説明する前に、そもそもなぜ深い呼吸が大切なのでしょうか？

体のどこかに慢性的な痛みがあると体がこわばり、浅い呼吸になるのは、痛いと体を丸め、呼吸をこらえるから。無意識に体を動かさないよう、かばっているのです。

ひざ痛が続いている場合も同じです。がまんできないほどの痛みではなくても、そのひざの痛みに対して体は自然と過剰に動かないように筋肉をこわばらせ、息をこらえています。

一方、痛みなどがなく、深い呼吸ができると体はゆるみます。みなさん大事な場面で緊張したときなど、無意識に深呼吸をしませんか？　深呼吸をすれば緊張がほどけると経験的に知っているから、精神的に緊張したとき、同時にこわばっている体の緊張をゆるめて、精神的にもリラックスしようとするのです。

ですから痛みがあるときは意識的に深い呼吸をして過度な体のこわばりをゆるめてあげることが大切です。

腹式も胸式も意識的にたっぷり吸い、ゆっくり長く吐くことに気をつければ深呼吸になります。ではなぜあえて「胸式呼吸」をクローズアップするのか、それにはいくつか理由があります。

お腹を使って行う腹式呼吸はどちらかといえば副交感神経を優位にさせ、全身のリラックスを促す呼吸で、普段の生活や、「これからのんびりしよう」という場合に適しています。たとえばウォーキングや運動を行った後、クールダウンのストレッチを行うときなどには適しているといえるでしょう。

一方、胸を使って行う胸式呼吸を行うと、脊椎に連なる交感神経を胸郭の動きが刺激するので全身に適度な緊張を促すことになります。つまり、これから何かしようというタイミングで深呼吸をするなら胸式が適しているのです。

運動前など、自分が出せるベストパフォーマンスを発揮するには胸郭を最大に動かして深い呼吸をするのが理想的です。

ところが、腹式呼吸に気をつけている人でも胸式呼吸は意識していないことが多く、年齢ひざ世代ともなると加齢の影響も重なり、胸郭が動かなくなっている人が多いのです。胸郭を動かすことができないと「本当の意味で深い呼吸ができていない」といえます。

胸郭（骨）を動かすといわれても、ぴんとこない人もいるかもしれないので、もうすこし説明すると、胸郭とは肺を保護する骨の集まりで、その形状からよく「鳥かご」にたとえられます。

みなさんの胸にあるこの鳥かごは胸骨と、左右で24個の肋骨と、12個の胸椎で形成されていて、骨と骨をつなぐ関節はなんと136個もあるという報告があります。

正確な数はさておき、100個超の関節を動かせなければ胸式で深呼吸はできないわけです。

腹式呼吸は鳥かごをそれほど動かさなくてもできる呼吸法ですから、胸郭の柔軟性にあまり関係がありません。しかし胸式呼吸は胸郭の柔軟性と大きくかかわります。人のすべての関節の数は260個とも300個ともいわれますが、そのうちの100個超の柔軟性を、胸郭を使った深呼吸によって高めることができるというと、その価値を感じていただけるでしょうか。

胸式呼吸を練習して胸郭の柔軟性をとり戻すことが、全身の柔軟性に通じ、ひざの柔軟性にもいい影響を及ぼします。

とくに肩こりや腰痛の予防・改善に。それは鳥かごの動きが硬い場合、首か腰で動きを補う場合が多いからです。肩や腰のこりや痛みの原因が胸にあるとは！　驚かれるかもしれませんが、体はつながっているので、そういうことは珍しくはありません。

私自身も「胸腹式呼吸」を心がけ、鳥かごが自在に動くようになり、全身の柔軟性が格段に高まりました。たとえば、ひざを伸ばしたままでもおでこがひざのお皿にくっつきます。

この機会に「腹式・胸式両方大切」という視点をぜひもっていただきたいと思います。

普段は腹式呼吸を行っていていいのですが、呼吸は腹式呼吸と胸式呼吸の両方が大切であり、身体パフォーマンスを発揮したいとき、コンディションを整えるために深い呼吸をするなら胸式呼吸も重要だと覚えておきましょう。

そして、ひざにかかる負担を減らすために普段からときどき胸腹式の呼吸もとりまぜて、深呼吸をして、体のこわばりをゆるめ、柔軟性を高めましょう。柔軟性を高めるほど、ひざにかかる衝撃を逃がしたり、やわらげたりできます。

深呼吸の質を高める方法を紹介しますので、実際にやってみましょう。

いま、レベル1〜4でいうとどの呼吸をしていますか？　目標はレベル4です。レベル4になると「ひざの痛みの悪化をある程度、防ぐことが可能な柔軟性がある」と私は考えています。ねじれのチェック&セルフケアとあわせて深呼吸のレベルアップをはかると、痛みを解消する正の連鎖が生じます！

●深呼吸の質を高める方法

レベル1はどなたも難なくクリアすると思いますが、レベル2はできない人がいると思います。できなかった人は体がとてもこわばっているので、レベル1（腹式呼吸）をしながらその他のひざのセルフケアを行い、ときどきレベル2にトライしましょう。

レベル3の呼吸ができると「ここぞ」という場面で緊張を和らげ、自己ベストパフォーマンスが可能になります。

ぜひ動画をよく見てみてください。本来は誰でもできる動きですが、トレーナー志望の学生に教えてもできない人がいる一方、デイサービスでレクチャーした100歳のグランドマダムにできる人がいて、年齢にかかわらず、できない人には何らかの不調や慢性疼痛がある印象です。練習を続けると可能になります。

最終目標はレベル4です。息を吸うとき（または吐くとき）にお腹にこめた力が抜けてしまう場合は、抜けないように練習してみましょう。

1日でできるようにはなりませんが継続すれば必ず改善し、効果を実感できるようになります。

レベル1〜4を通してやると「柔軟性がない」という気づきがあるのではないでしょうか。この気づきはとっても大切で、ひざ痛解消につながる大事な1歩前進です！

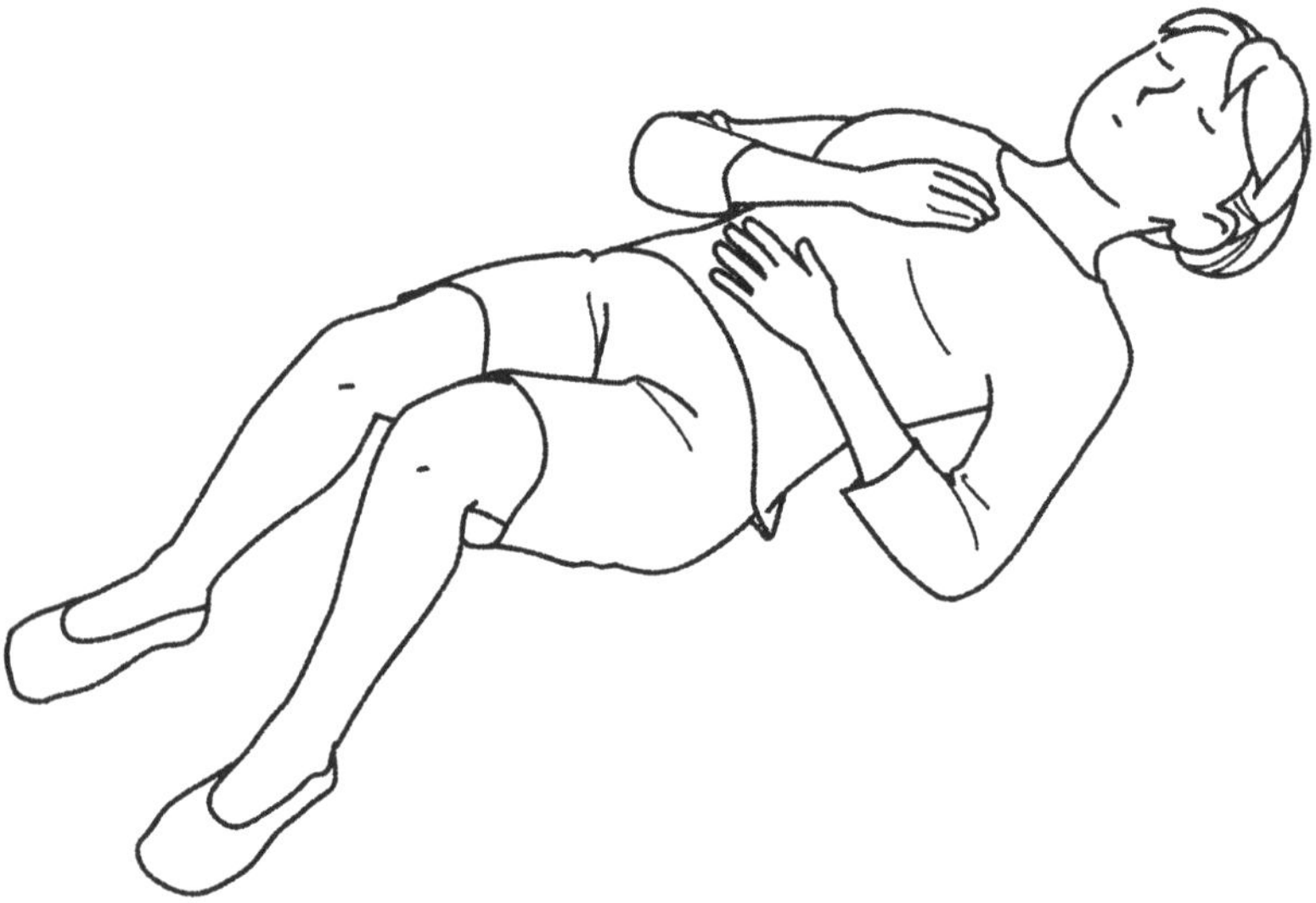

＊レベル１～４の呼吸法を
動画で紹介しています

● 呼吸法

仰向けに寝て、手を胸と腹にのせる

- レベル１〜４、すべてこの体勢で、手で胸と腹の動きを感じながら行う
- 息を吸うときは鼻から、吐くときは鼻、口どちらでも

レベル１（腹式呼吸）

胸は一切動かさないように注意して腹式呼吸をする

レベル２（胸式呼吸）

お腹を一切動かさないように注意して胸だけで呼吸をする胸式呼吸をする

レベル３（胸腹式呼吸）

深い呼吸をしながら胸とお腹を同時にふくらませ、へこませる

レベル４（腹圧を高めたまま胸式呼吸）

腹筋に力を入れたまま深い胸式呼吸を行う。息を吸うときも吐くときも腹圧を高めたままで

常日頃の動作のポイント

●痛むときの寝方

この項は「ひざに負担をかけない所作」をまとめます。ちょっとした配慮が、ひざ痛の改善、悪化防止になるので、ひとつずつでよいので、生活習慣にしていきましょう。

まずは「寝方」について。腫れや熱があるときは、サポーター（Ｐ１３２参照）で圧迫し、ひざの裏に小さな枕（折ったタオルでもＯＫ）を入れて寝ます。腫れや熱は炎症のサイン！　セルフケアの前に受診を（「熱・腫れ・水たまりの確認」はＰ52参照）。

ねじれのタイプによって、炎症がなくてもひざの裏にタオルをあてるとラクな場合もあります。寝るときもつま先が外側に向いているためにひざが痛い人は、両足のわきにタオルや寝具で壁をつくりましょう。横向き寝で、両ひざがぶつかって痛い場合は「抱き枕」を利用するとラクです。抱き枕がなくても、バスタオルを丸めて代用できます。

●座位からの立ち方

立ち上がるときは痛いほうの足を前に出し、痛くないほうの足を軸足にして立ちます。つかまるところがない場合は痛くないほうの足に手をそえましょう。

＊イラストは「左足のひざ」が痛い、という設定です

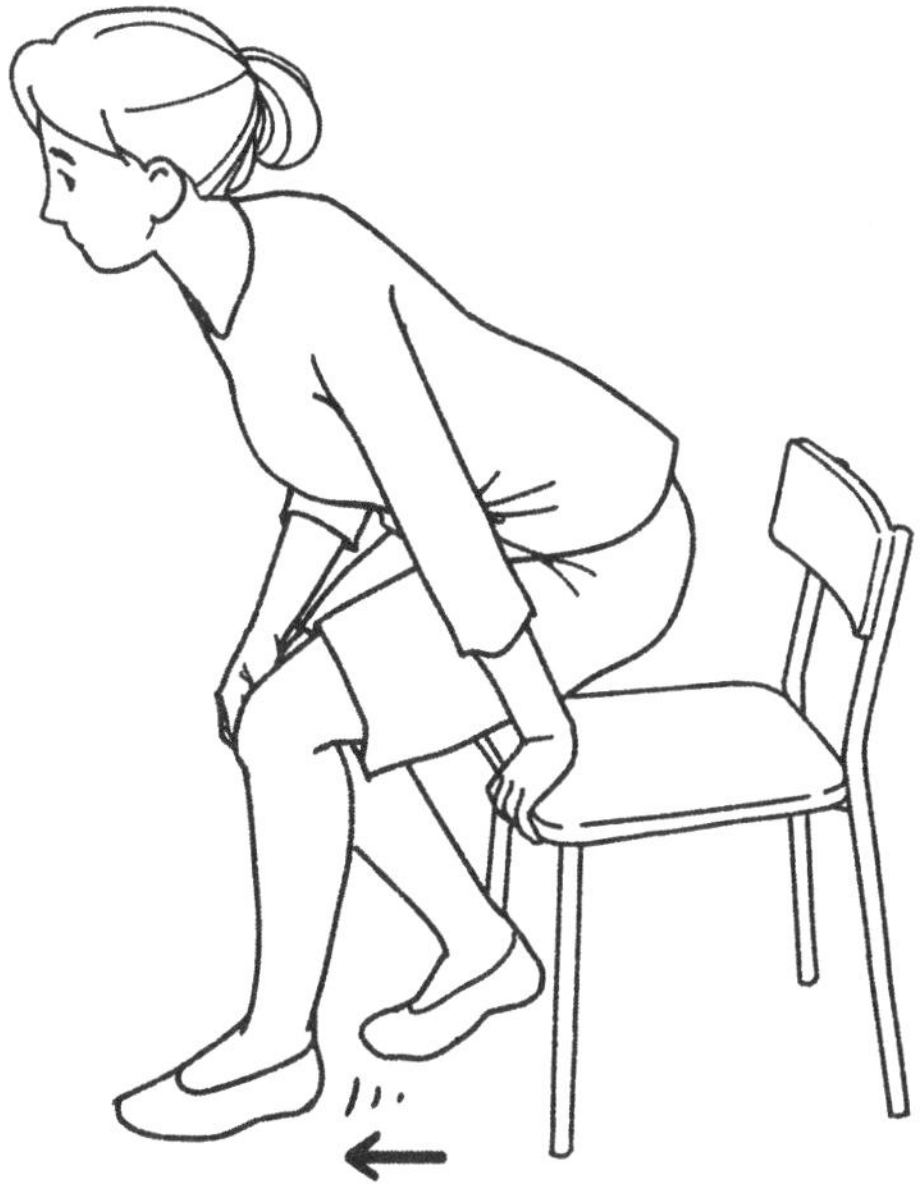

ラクに立ち上がるには、イラストのように構え、胸の前の腕を前にぐるぐるまわしながら立ち上がってみましょう。座るときは腕を後ろにぐるぐるまわすとラクです。

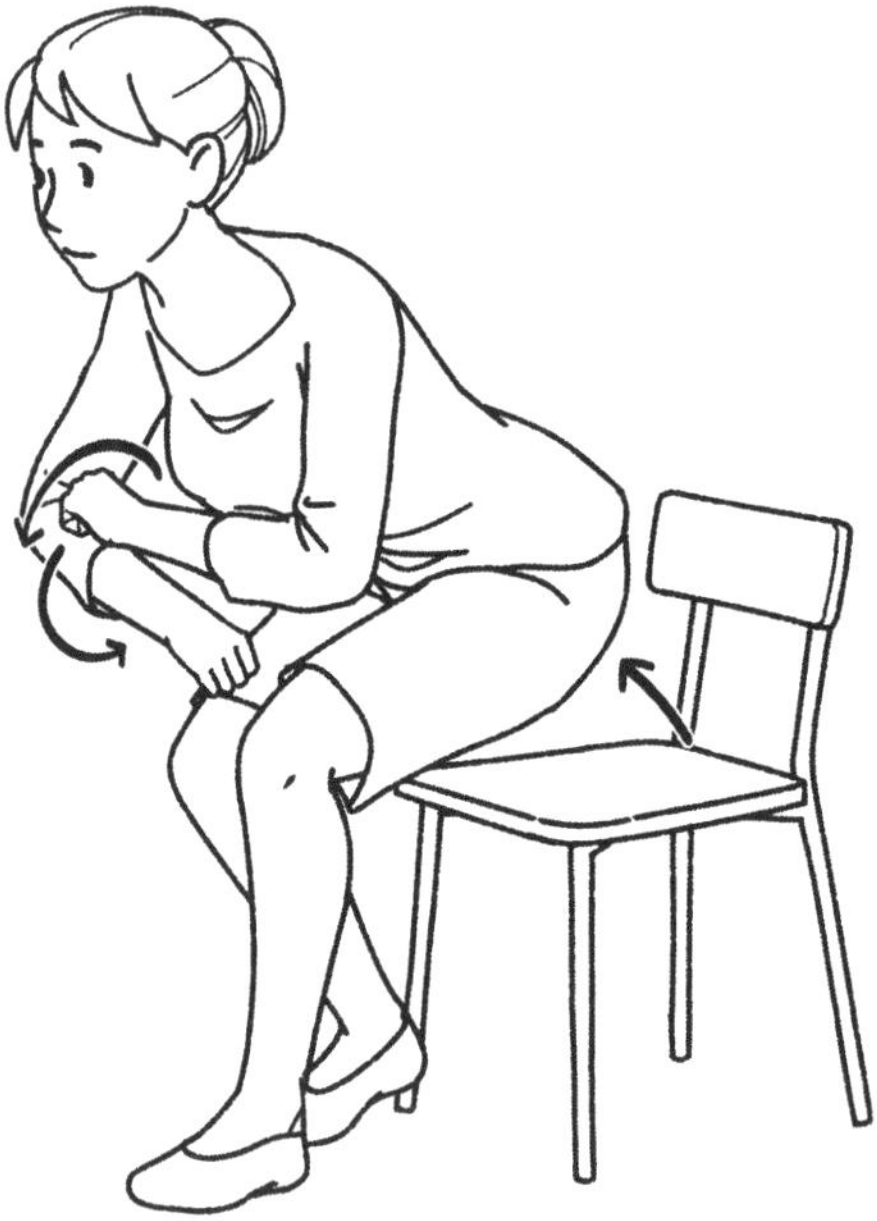

「腕のぐるぐるまわし」は人前では恥ずかしいかもしれません。似た原理を使い、こっそりラクをする方法もあります。立ち上がる際、正面から斜め上（痛むひざ側）に視線を移しながら立ち上がるというもの。動かすのは視線だけです！　座るときは逆に斜め上（痛むひざ側）から正面に視線を動かしながら座ってください。

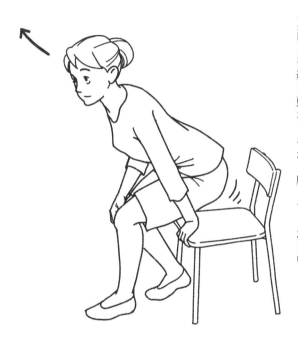

●低い椅子への座り方・立ち方

浴室で使う椅子や、畳の部屋で使う椅子など、座面が低い椅子を利用するときにも、ひざが痛む人が多いのではないかと思います。

座るときはおへそをひざに近づけるイメージで動きながら座りましょう。

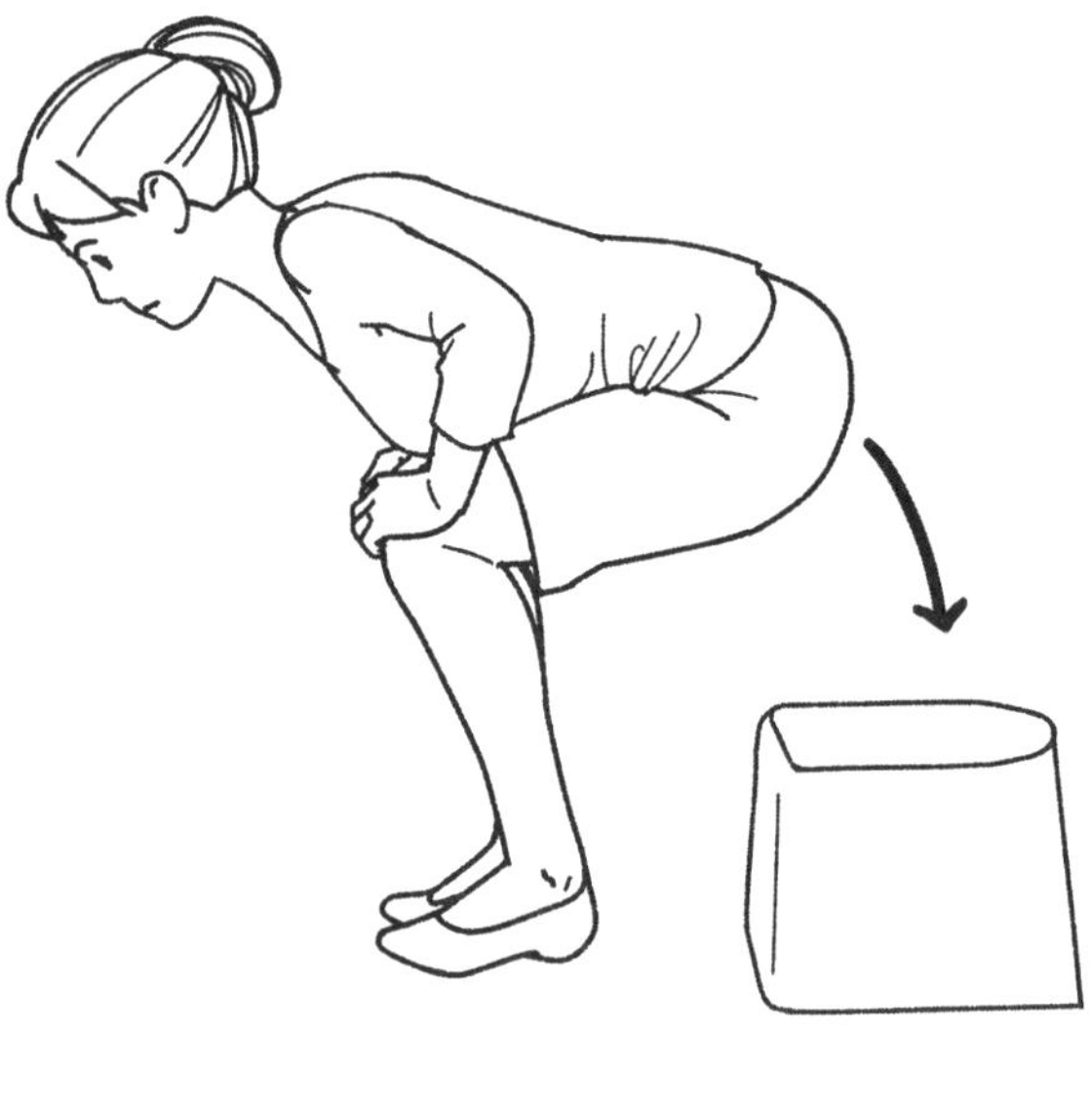

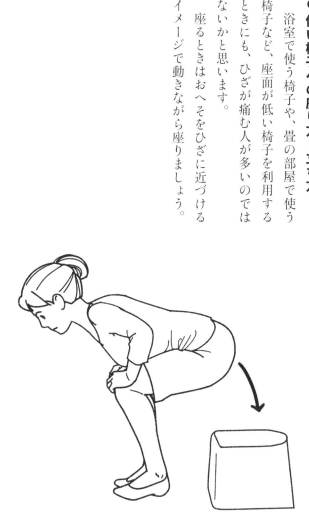

一方、立つときは自分で自分のお尻の穴をのぞくようにして腰を浮かし、立つとラクです。〝股のぞき〟のイメージです。

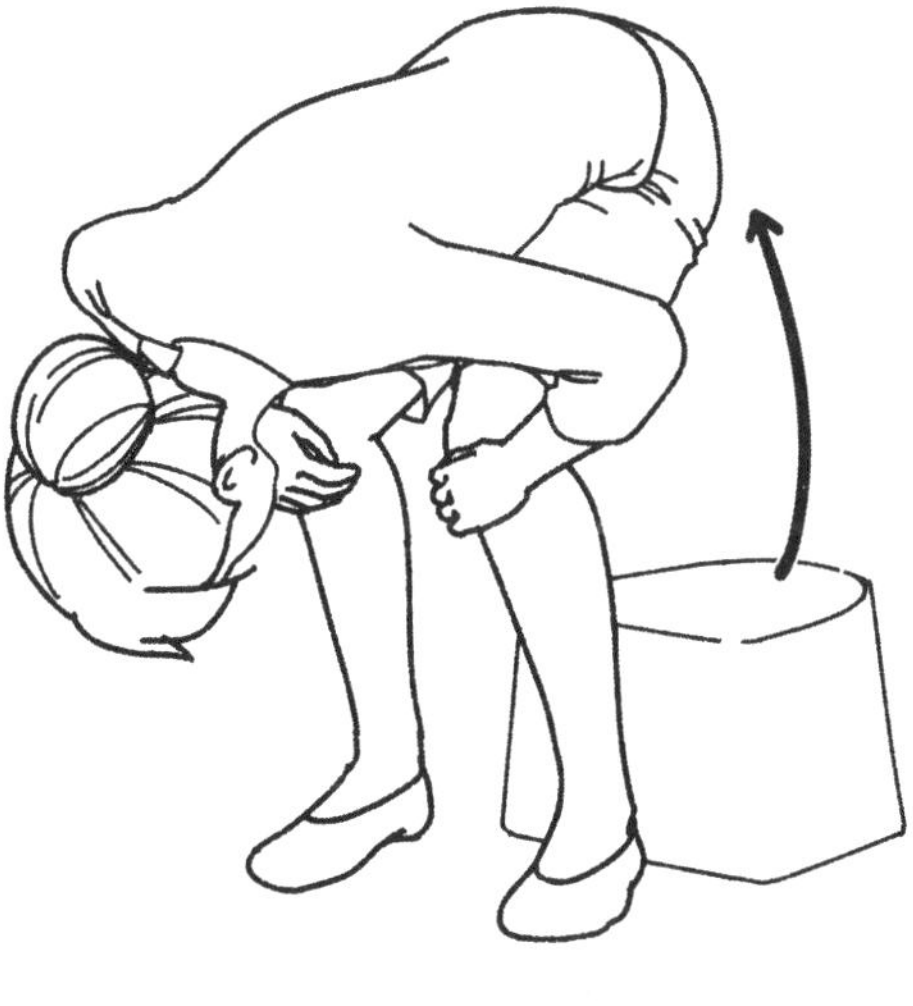

●階段の上り下り

ひざ痛がある人にとって階段は悩みのタネかもしれません。最初の対策法として「行きはよいよい、帰りはこわい」作戦をやってみましょう。

つまり「上りは痛くないほうのひざから1段ずつ」上がって行き、帰りは「痛いほうのひざから1段ずつ」下って行くというもの。痛むひざに負担をかけずに上り下りすることができます。

もうひとつ、おへそを痛むほうのひざに近づけながら上り下りするのもラクです。こつは体を階段に対して斜めに構えて上り下りすること。まっすぐ前に向かって上り下りするより、痛むひざ側に斜めに上り下りするイメージで動くとラクなのです。

実際、階段を横幅いっぱい使いながら痛むひざ側に斜めに上り下りするととてもラクですが、階段を利用する人が多い駅などではむずかしく、危ないので、それはオフシーズンの観光地などの空いた階段で一度試してみて、体のラクな使い方をチェックしてみてください。

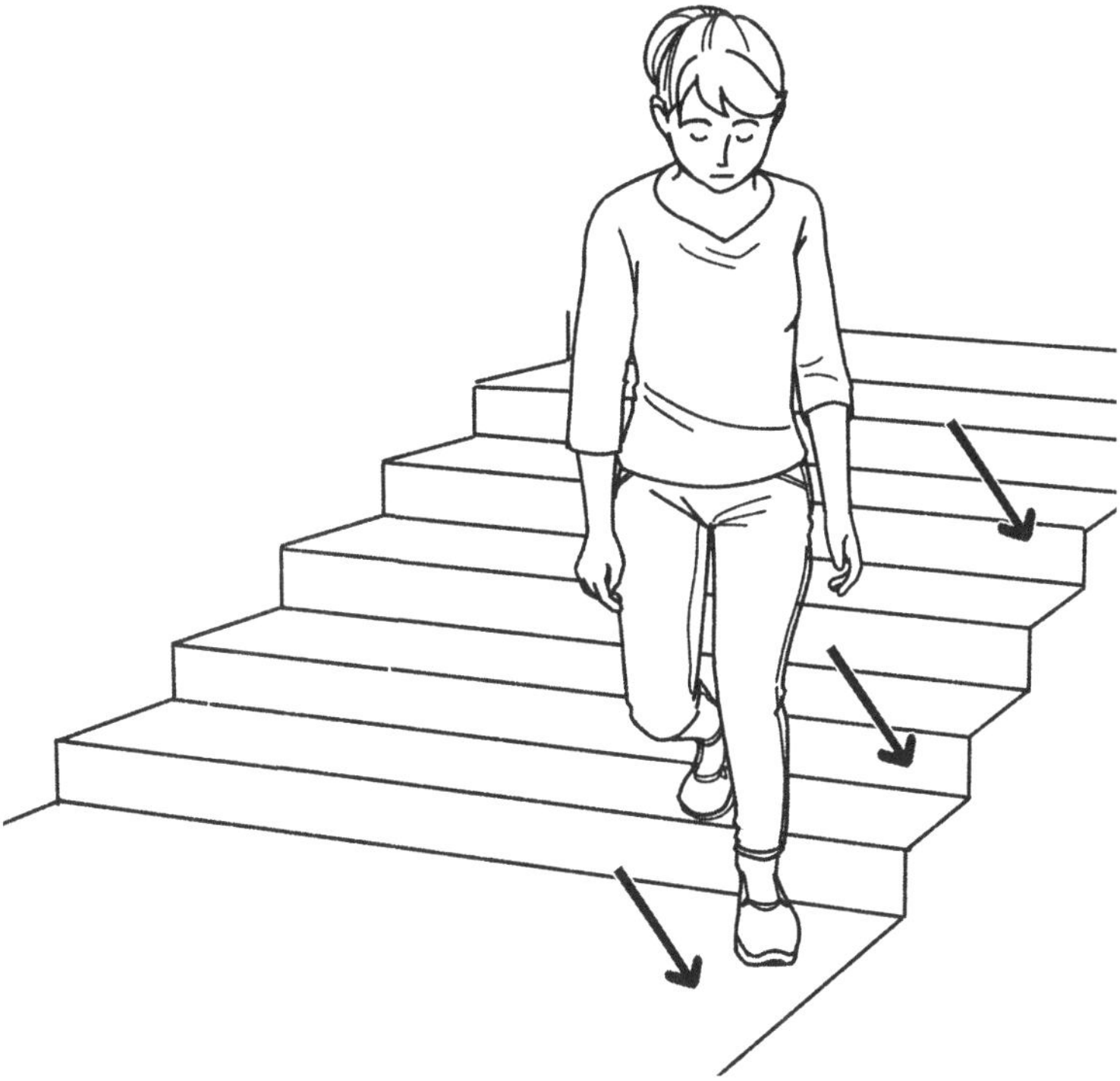

湿布の貼り方にもこつがある！

●膝蓋下脂肪体＆薄筋のケアに

湿布を利用している人も多いと思いますが、その貼り方にもこつがあります。湿布の効果が高いのは発痛ポイントのチェック（P23～25）で痛む場所が「膝蓋下脂肪体」または「薄筋」、もしくはその混合タイプだった人です。

残念ながら〝神経痛に湿布は効かない〟などといわれる通り、伏在神経が痛む人の場合、湿布の貼り方は個人差が大きいので本項では除外します。一概にはいえませんが、「伏在神経（皮膚）ほぐし」（P74）を主なケアとするほうが、すみやかに効果を自覚していただけると思います。

発痛ポイントが「膝蓋下脂肪体」または「薄筋」、もしくはその混合タイプだった人は湿布を「適当な大きさ：幅80ミリ長さ１００ミリ」程度にカットして使います。ちょっと面倒かもしれませんが、このひと手間が的確に貼るために大切です！

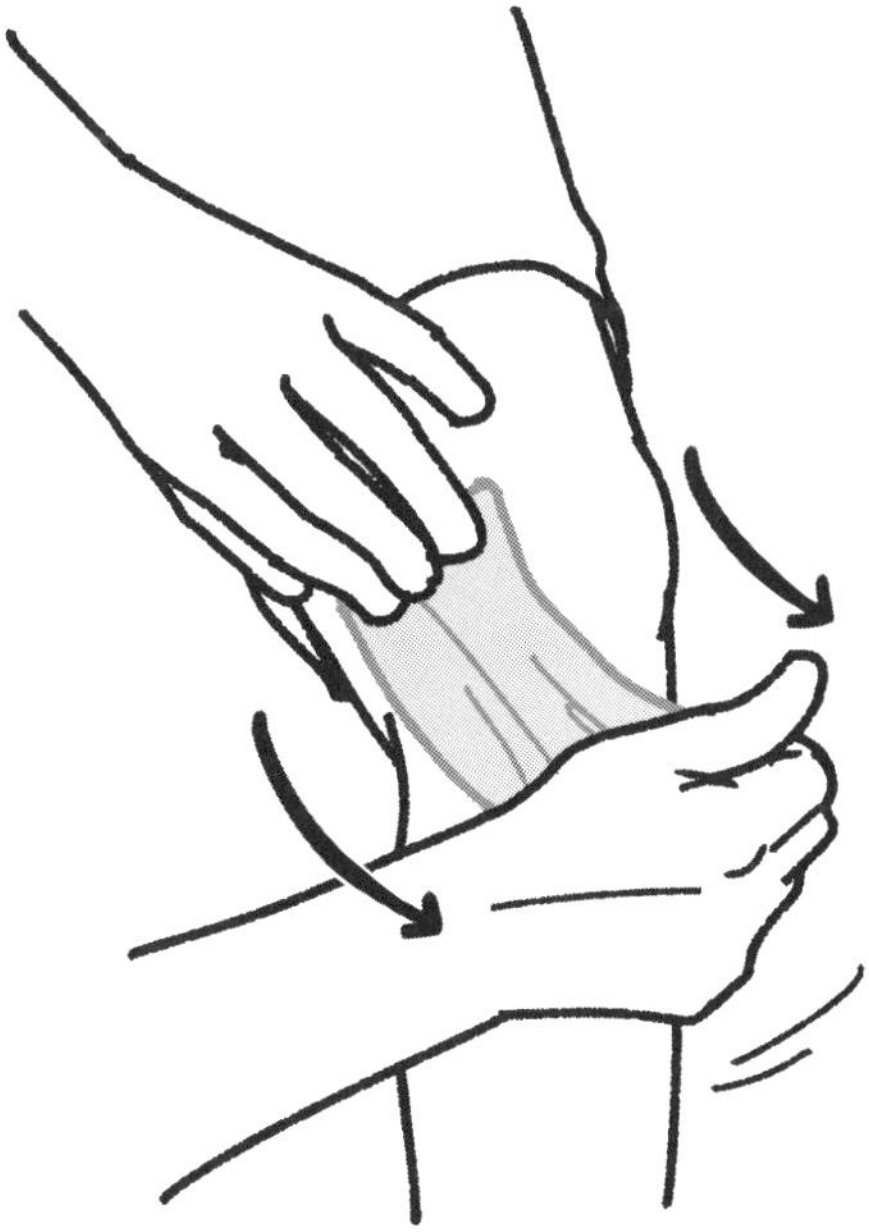

● 膝蓋下脂肪体への貼り方

① ひざを軽く曲げて座る

＊ 膝蓋下脂肪体はひざを伸ばすとお皿の周囲に出現し、曲げるとひざの内側にしまい込まれる。膝蓋下脂肪体をほぼひざの内側にしまい込んだ状態にする

② 発痛ポイントのすこし上に湿布上部をあてる

③ お皿にそって「上から斜め下」に湿布を引っ張りながら貼っていく

＊ イメージは「湿布で圧をかけて膝蓋下脂肪体をひざの内側にしまう」

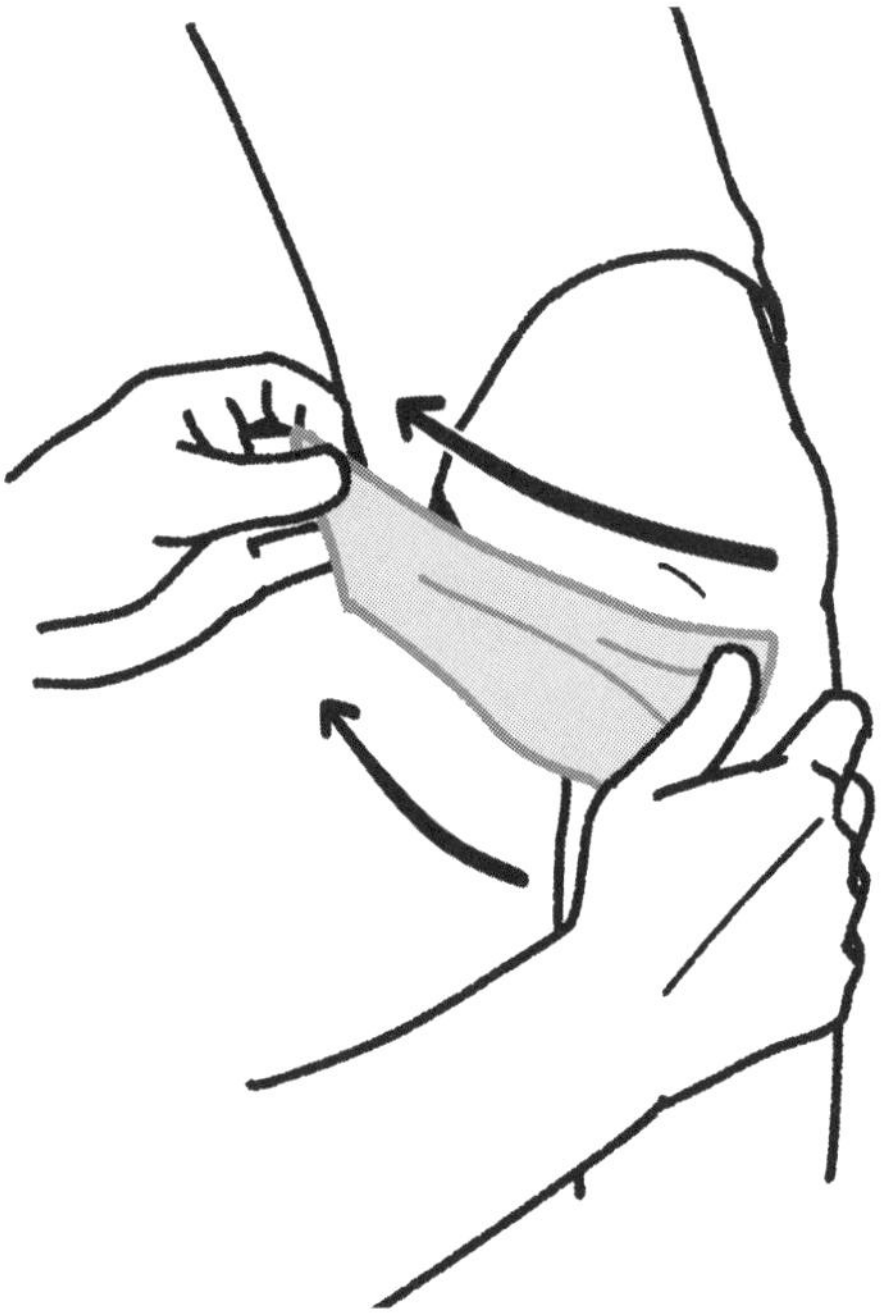

● **薄筋への貼り方**

① ひざを軽く曲げて座る

＊ 薄筋は足を伸ばすと張り、曲げるとゆるむ

② 発痛ポイントの少し下に湿布下部をあてる

③ ひざのお皿の横、内ももに向かって「下から斜め上」に湿布を引っ張りながら貼っていく

＊ イメージは「湿布で圧をかけて薄筋を支える」

ひざ痛と意外な関係ピックUP

● 肥満・生活習慣病との関係

肥満とひざ痛の関係はよく知られるところです。体重が重ければ重いほどひざに負担がかかるのは明白で、ひざ痛で受診すると「痩せましょう」といわれる人も多いです。ただし、もうすこし詳しくいえば、単純に〝重い〟が原因ということではありません。腹部に脂肪がつく太り方は主に骨盤の内側に脂肪がつくため、腹が出て、出っ尻ぎみとなり、股関節や太腿骨が内向きにねじれる原因になったり、ねじれを増悪させる要因になったりするため、ひざ痛と関係します。

また、「サルコペニア肥満」と呼ばれる太り方は見かけ上は太っていなくても筋肉が少ない（内臓脂肪が多い）ので、筋力が弱いことでひざへの負担が大きくなります。

さらに、肥満は高血圧や糖尿病など生活習慣病とも関係が大きい。血圧が高くなっている状態は、自律神経のうちの交感神経が優位になっている状態なので、全身の筋肉がこわばっている傾向にあります。筋肉の7割は足に集中しているのですが、とくに太もも裏のハムストリングスという筋肉が強くこわばり、ひざの伸びを妨げ、ねじれに影響し、ひざへの負担を増やします。

また糖尿病は病気の分類では「代謝疾患」の代表的な病気で、代謝の異常と血管の損傷がさまざまな合併症をひき起こします。そのような状態では体のどこでも炎症が起きやすく、重症化しやすいといえ、ひざに痛みがある人では関節に水がたまりやすく、症状が悪化しやすくなります。

そして直接的な因果関係はなくても、高血圧の人は糖尿病になりやすく、糖尿病の人は高血圧になりやすい、負の相関が指摘されています。メタボ（内臓脂肪型肥満＋高血圧・高血糖・高脂血症のうち2つ）のリスクは、つまりひざの痛みとも無縁ではないということ。食事の偏り予防、減塩、血糖値スパイク予防など、生活習慣病の予防に気をつけることは、ひざ痛を改善するためにも大切なのです。

もしかしたら体から危険を知らせるサインが〝ひざ痛〟として出ているのかもしれない、と考えることもできます。

ひざ痛のケアやウォーキング、深い呼吸、柔軟性アップが生活習慣病予防につながり

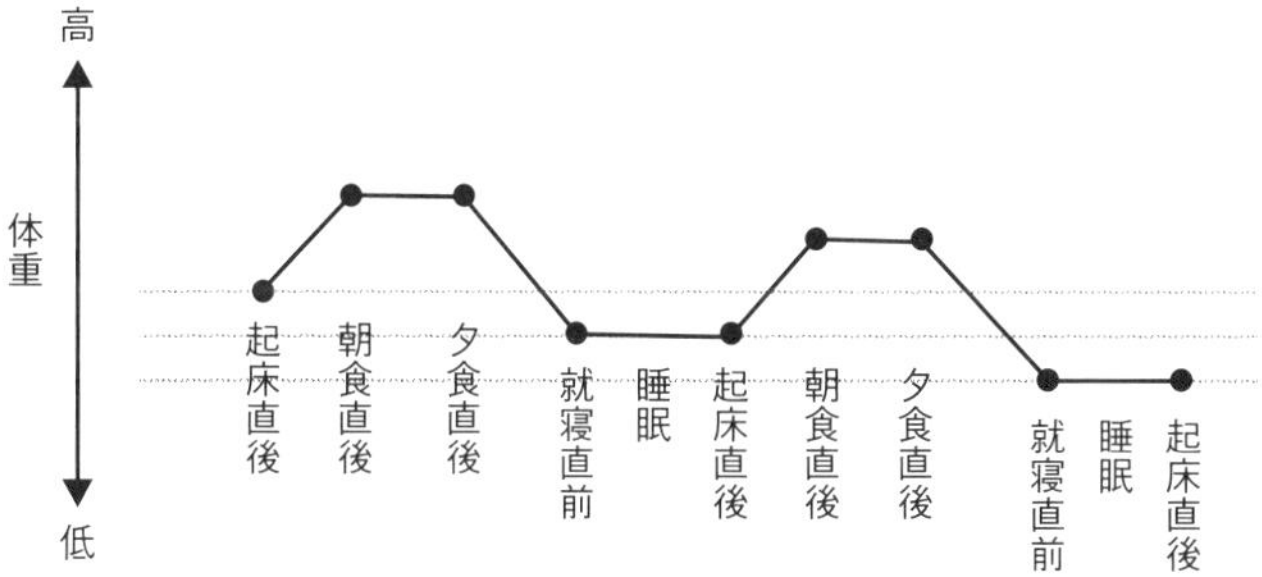

ます。すべてが今後の人生にかかわる、といっても大げさではないですね。

●健康づくりの第1歩は？

とはいえ健康づくりは何からはじめたらいいか迷うところかもしれません。

私が施術院でおすすめしているのはひざのセルフケアと、1日4回（起床直後、朝食直後、夕食直後、就寝直前）、体重を測ることです。

4回測ってグラフにつけ、線をつないだとき図のような「台形」に見えるのが理想的です。1日のエネルギー補給など消費（活動量）などのバランスがよいことが現れて台形になります。

ダイエットをする人は、就寝直前と翌朝の起床直後の体重が前日の朝食直後と夕食直後よりすこし減っているとべターです。寝る前にすこし体重が減っていて、起きたらさらに減っていて……それが続くと痩せやすいでしょう。

体のケアはどんなことも自分のいまの体（状態）と向きあうことからはじめるのが継続のこつです。台形をイメージできるようになると意識が変わるので、その後はどんな方法でも自分がいいと思い、むりなく続けられると思う健康法を何か選んで、続けることがよい変化をもたらすでしょう。

私自身は体内時計にあわせた食生活をしています。

朝食はとらず、正午から夜8時の間に2回食事をとり（吸収の時間）、夜8時から明け方4時までを「消化の時間」として体を休め（この間に睡眠約6時間）、明け方4時から正午までは「排泄の時間」と考えて行動します。私にとってはコンディション維持に最適な方法のようなので、これまで3年、続けてきました。みなさんもぜひ、自分に適した方法と出会ってください！

●ストレスとの関係

ストレスとひざ痛の関係は、呼吸や高血圧の話とも通じることで、ストレスが強いと

「交感神経優位」となり、全身がこわばるため、ひざ痛に悪影響があると考えています。

とはいえストレスがまったくない生活などあり得ません。ひざが痛い人にとってはそもそも慢性的な痛みがストレスで、それが痛みを増悪する悪循環が起こるということですから、上回るようなストレス対策が必要になります。

そのためにまず大事なことは十分な睡眠をとること。年齢ひざ世代は、睡眠の悩みをもっている人も多いようなので、よりよい睡眠を確保するために何かひとつ手を打ってみましょう。

ストレスに対処するにはまず脳に十分な休養が必要で、脳の休養として最良なものが睡眠です。ハウツーについては一般的に情報がたくさんあるので、ここでは割愛しますが、ひとつだけ、良質な眠りのために見直すポイントをご紹介しておきます。

それは年齢ひざ世代に多い睡眠の悩み「もっと寝ていたいのに、予定より早くめざめてしまう」場合に有効です。

加齢にともなって睡眠時間が短くなるのは生理的な変化で、自然なこと。そのため中高年以降、寝る時間が早すぎると、適切な睡眠をとっても予定より早くめざめてしまい、「十分寝ているのに不満が残る」ということが起こります。

自分にとって適切な睡眠時間が6時間だと、10時に寝ると4時にめざめて「眠れない」となりますが、0時に寝れば6時まで「眠れた」となるわけです。

起きたらトイレに行く習慣になっていると、「4時にトイレに行き、二度寝ができないまま6時までベッドとトイレを何往復したか……。これを夜間頻尿というのか（トホホ）」と嘆く人は少なくないので書きそえると、それは単に寝るのが早すぎるだけで、トイレはすることがないから行くだけ。「頻尿などではない可能性もある」と、排尿トラブル治療の第一人者、山西友典先生が著書で指摘しています。

思いあたる人は自分にとって適切な睡眠時間と就寝時間、そして起床時間を見直してみましょう。

●孤立との関係

ひざ痛を解消し、悪化を予防するためのローテクのひとつに、「同じ悩みをもつ仲間と一緒にストレッチやウォーキングをする」というのがあります。セルフケアも楽しくと り組んだほうが続くのです。情報交換したり、たたえあったりする中で、セルフケアをレベルアップしていきやすい。ぜひ、仲間を見つけましょう。

市民向けに開催されている健康関係のテーマの公開講座などは出会いのチャンスかもしれません。年齢ひざ世代を対象に「フレイル・サルコペニア予防」のウォーキング教室なども多く開かれているので、そのような場で健康情報を仕入れつつ、仲間も見つけてはいかがでしょうか。

そもそもフレイルは日本語では「虚弱」にあたり、大まかにいうと孤立しているほどリスクが高く、仲間がいたり、定期的に社会活動に参加しているほどリスクが低いとされています。そしてフレイルは病気ではなく、改善する可能性がある状態を指す言葉なので、意識的であるほど遠ざけやすいともいわれます。

段階でいえば抵抗力や体力が弱くなった「プレフレイル」以前の時期こそが、フレイルへの移行を食い止めるために大切だといわれているので、まさに年齢ひざ世代は意識しはじめても早すぎることはありません。

いくつかの健康度に関する研究[※2]から、①運動の場に参加し、仲間と一緒に運動している人、②運動の場で黙々と1人で運動している人、③運動の場で仲間とおしゃべりはするが、運動はしていない人を比べたとき、②より③の人のほうが、健康度が高い可能性が指摘されています。

それは仲間がいれば運動は継続しやすく、相対的に日頃の活動の機会・活動量が増え、仲間の運動を見ることも体にいい反応を起こすと考えられているからです。もちろんもっとも健康だと考えられたのは①です。

孤独を愛する人もいると思うので、むりにとはいいませんが、負担にならない程度の人づきあい、社会参加を続けることが、全身の筋肉やひざ痛のためにいいということを覚えておきましょう。

むずかしく考えず、ようは人生を楽しみ、楽しみをわかちあう友をもっているといいという話です。

●情報との関係

昨今、「ひざ痛についてインターネットで調べすぎて、どうしたらいいかわからなくなってしまった」「痛みの改善にいいということを手あたり次第に試してみたけれど、何がよかったのかわからない」などと聞くことがあります。

インターネットの普及で情報に手軽にアクセスできるものの、情報は玉石混合だと思うと、何が信じられるか迷うのも当然です。

しかし**どのような「ひざにいいこと・もの」も万人に必ずいいというものはありません。誰かには「あたり」でも、自分には「はずれ」のこともある、くじ引きみたいなものだと思っておくのが賢明。**自分にとっての「あたり」に必ず出会うと信じて、引かなければあたりません。

サポーターや靴などグッズの値段が高いから「あう」、安いから「あわない」ということはなく、値段は長持ちするかどうかでしかないと思います（ただし、状態は変わるので、必ずしも「長持ち」がいいとはいえません）。

ですから自分で「よさそう」と思うこと・ものを選んで、しばらく続けて見極めるしかなく、何かを試してみるときは効果を測るためにあまりあれこれやらないほうがいいので、本書でもねじれケアなどは「多くても2つ選び、効果を確認しながら行い、むりせず、続ける」をおすすめしています。

そして**不特定多数を対象とした大量の情報より、真摯に人と症状に向きあい、個別性を見て、改善策を提案してくれる医療者にめぐりあうほうが「あたり」の近道だと思います。**

セルフケアが苦手な人はなおさら、数カ月に1度でもそのような医療者にメンテナンスをしてもらうといいでしょう。痛みの解消は湿布や薬、電気、温熱だけではむずかしいのです。髪の毛を切りに行くような感覚で、プロ（医療者）のひざのケアを利用することも考えてみましょう。

［※2］参考
http://www.tsukuba.ac.jp/wp-content/uploads/161028takeda-1.pdf
https://www.westernsydney.edu.au/newscentre/news_centre/story_archive/2013/couch_potatoes_take_heart_-_watching_sport_can_make_you_fitter

Column 1

ねじれがなくてもひざ痛があったら？

ねじれによるひざ痛以外に、年齢ひざ世代のトラブルとして「ひざのお皿のすぐ下の痛み」や「ひざの外側の痛み」も比較的多く見られます。簡単に特徴を紹介しましょう。もし症状が強く、生活に支障があるときは、原因の識別と適した治療が必要ですので、整形外科を受診してください。動画は「ひざのお皿のすぐ下の痛み」と「ひざの外側の痛み」のセルフケア法としてストレッチを紹介しています。

●ひざのお皿のすぐ下の痛み

ひざに力が入ったとき、立ち上がり・ジャンプ時、しゃがみ込みなどでお皿の下が痛む場合、原因はひざを伸ばす筋肉・大腿直筋が硬くなっていることが多いです。

●ひざの外側の痛み

歩いた後などに「太ももの外側が張る」や「お皿の外側が痛い」場合は、原因として何らかの理由により大腿筋膜張筋に負担がかかっていることが多いです。

Column

2

サポーターにはワザありの使い方がある

ひざ痛にサポーターを利用するのも一手ですが、その使い方にもこつがあります。

サポーターはイラストのようにお皿の部分が出るタイプのものを選びましょう。腫れがあって、安静にしていても痛むときは、受診まで腫れている部分にコットンやティッシュなどをあて、お皿以外をよく圧迫して過ごすと腫れの引き具合が違います。

そして製品は左右別になっていたり、左右兼用のものでも「内側・上」などと巻く方向の指示がついていますが、必ずしもそれが自分にあうとは限りません。最初は指示通りに巻いてみて、調子を確かめ、症状がラクになればそのままでいいですが、あまりピンとこなかったら逆に巻いてみましょう。

逆方向から圧をかけるほうが症状改善に役立つ人がいるのです。実は医療者の中にも知らない人もいる「サポーターあるある」。試してみてください。

これは腰用のサポーターでもいえることで、後ろ前を逆につけたほうがラクに動けるようになる人は少なくありません。もしお友達で腰用サポーターを利用しているものの、腰痛があまり改善しないと嘆いている人がいたら、「一度、逆巻きも試してみるといいかも」と教えてあげてください！

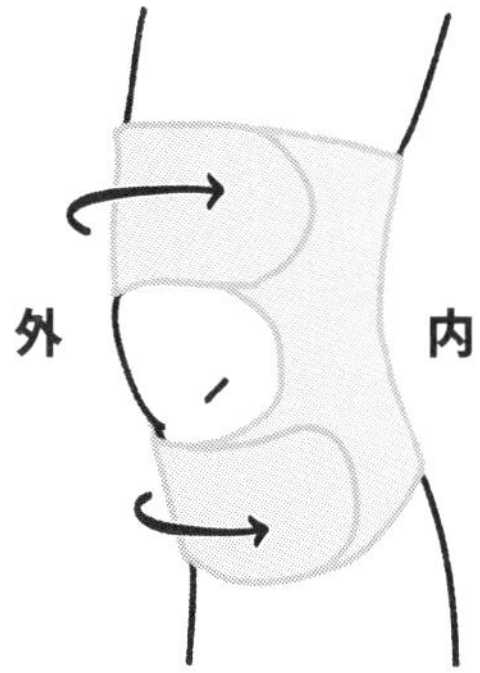

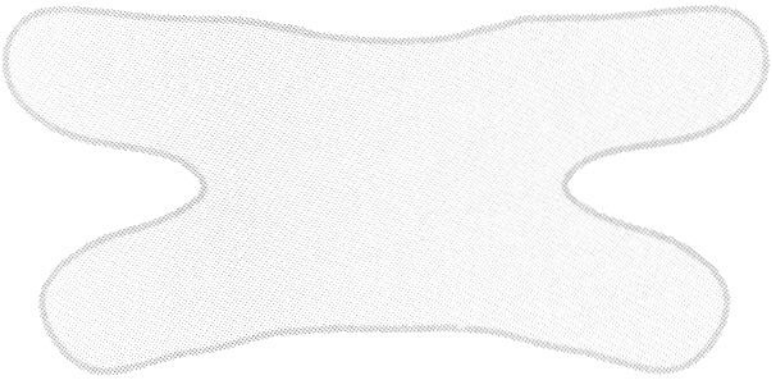

お皿の部分が出るタイプのものを選び、
お皿以外をしっかり圧迫する
サポーターを巻いた後、調子を確かめて、場合によっては逆に巻いてみる

おわりに

ヒトはチーターのように速くは走れません。それはヒトがヒトの形をしていて、チーターの形をしていないからです。同様にチーターはヒトの形をしていないので、ヒトの動きはできません。ヒトも動物も本来の形で自分らしい動きや活動が可能なわけです。

ところが形は不変ではありません。長生きな人間は加齢とともに徐々に変化し、それは病気などとはいえないものの、動きや活動を妨げるようになることがあります。

実は、茨城県の若海貝塚から出土した縄文時代の人の大腿骨・脛骨にも変形性膝関節症が認められています。つまりひざの痛みはいまに限ったことではなく、二足歩行をするようになったヒトにとって自然な変化がもたらすトラブルで、誰にも起こり得ることといえるのです。ただし、過度に変わってしまったり、それによって強い痛みを感じるまでになってしまうと、動きや活動が制限されるうえ、メンタルにも影響し、人生の質を落としてしまいかねないため放置してはおけません。

そこで比較的、自力で対処が可能な「ねじれ」に焦点をしぼり、ねじれを増悪する要因

（柔軟性やアーチなど）と一緒にセルフケアができるような情報提供がしたい。ずっとそう考えていました。変化は病気ではないから医療（キュア）以上にセルフケアが大事といえます。

私は、体のトラブルに悩む人のセルフケアを専門知識や技術で支え、自己治癒力を高めるのが自分の大事な仕事だと考えているのです。ぜひ、ねじれに着目するという発想の転換で痛みを軽減していただきたい。痛みをとって、自分らしい動きや活動を保ち、明るく、前向きに生きることを応援できたら、とてもうれしい。この本がお役に立てるよう願ってやみません。どうぞお大事に、セルフケアを続けてください。

なお本書では、「ねじれ」ではないトラブルから生じるひざの痛みについてほとんどふれていません。ねじれがないのに慢性的なひざの痛みがある場合は、整形外科医など専門家に相談しましょう。

情熱をもっていねいに診てくれる専門家と出会い、治療をすることが、5年先、10年先の生活を左右します。なるべく早めに受診行動をとってください。

2020年6月

土屋元明

装丁…………モドロカ
イラスト……津久井直美
ＤＴＰ………山口良二
構成…………下平貴子

著者略歴

土屋元明
（つちや・げんめい）

動きのこだわりテーション（神奈川県鎌倉市）代表。理学療法士、呼吸療法認定士、日本メディカルフィットネス研究会常任理事（2017～2020）、Orthomolecular Nutrition Professional、Spine Dynamics 療法セラピスト（マイスター）、ロコモ予防運動指導士兼講師など。急性期医療から在宅医療まで、あらゆる世代の理学療法に10年以上携わり、2016年に独立。現在は「姿勢を変え、歩き方を変え、明日の暮らしを変える」をモットーに、加齢や運動不足による身体機能の低下を予防し、健康寿命を延伸するセルフケアの普及に努めている。また施術だけでなく、研究発表やセミナー講師、予防教室なども積極的に行い、体の変化を自分自身で気づきながら行動する重要性と、そのノウハウを伝える活動もおこなっている。

ひざのねじれをとれば、ひざ痛《つう》は治《なお》る
1日《にち》5分《ふん》から始《はじ》める超簡単《ちょうかんたん》ひざトレーニング

2020年　7月　3日　第1版第1刷発行
2022年　9月 13日　第1版第7刷発行

著者　土屋元明

発行人　宮下研一
発行所　株式会社方丈社
〒101－0051
東京都千代田区神田神保町 1－32 星野ビル2階
tel.03－3518－2272 ／ fax.03－3518－2273
ホームページ https://hojosha.co.jp

印刷所　中央精版印刷株式会社

ISBN978-4-908925-64-1

Ａ５判　153頁　定価：1300円＋税　ISBN：978-4-908925-48-1

方丈社　好評既刊

医師や薬に頼らない！

すべての不調は自分で治せる

藤川徳美　著

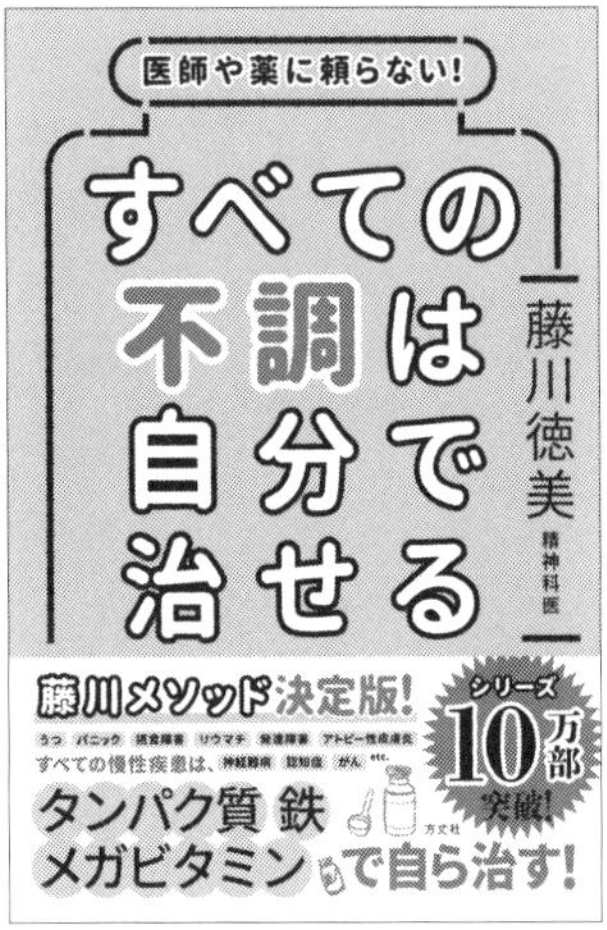

10万部突破『うつ消しごはん』（小社）著者の待望最新刊。病院では治らない不調や病気も、あきらめないでください。うつ、リウマチ、発達障害、アトピー性皮膚炎、神経難病、認知症、がん……。すべての慢性疾患は、大切な栄養が不足している「質的」栄養失調に原因があると考えられます。「タンパク質、鉄、メガビタミン」を十分量摂取して、不調や病は自ら治す。大反響の『うつ消しごはん』の第二弾です！

四六判　232頁　定価：1300円＋税　ISBN：978-4-908925-59-7